JN146301

精神科医と整体師の技術対話

いのちはモビール

心から　身体から

神田橋條治　白柳　直子

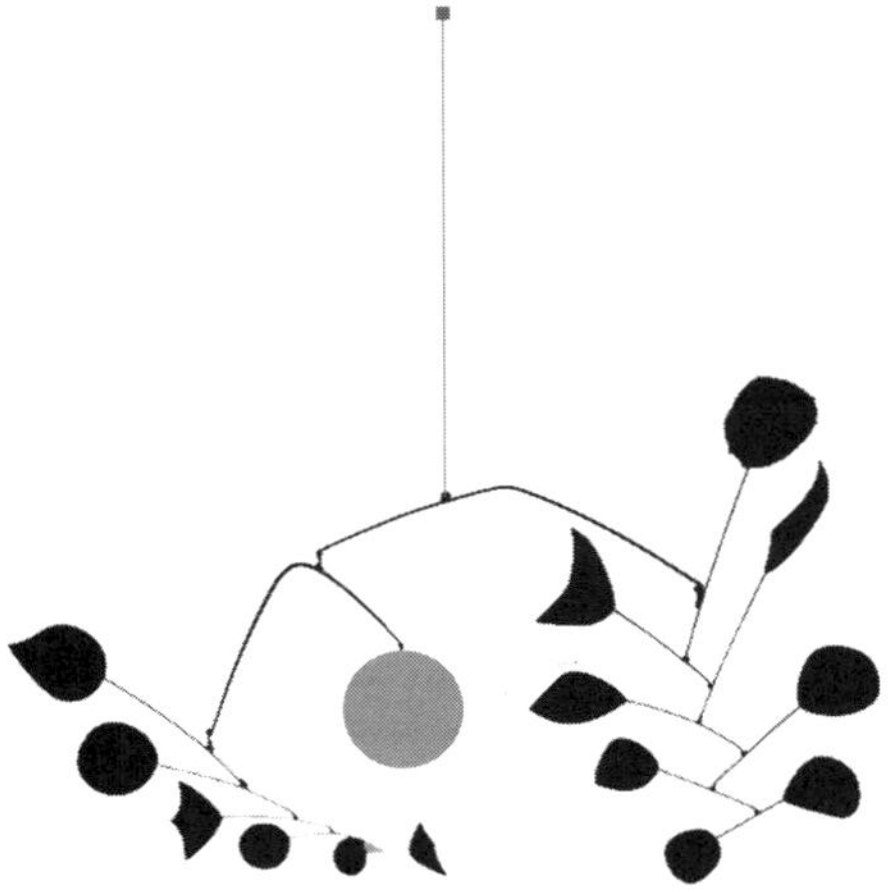

木星舎

まえがき

本書は、精神科医である神田橋條治先生と、整体師である私こと白柳直子が、お互いの技術を手掛かりに重ねた対話の記録です。ある症状に悩むひとりの人間の「立て直し」を手伝うとき、精神科医は心・精神・脳にはたらきかけ、整体師は身体に施術します。業種的にはまったく別物で、事実、精神科と整体の技法・理論は大きく異なります。もちろん、扱える問題の質も違います。しかし「症状をとっかかりに立て直しをはかる」作業の全体に注目すると、心構えや姿勢の根本部分に、多くの共通点があることもわかります。それら共通点・相違点をあらためて確認し、共有しようというのが本書の狙いです。

ところで、技術の話をすると、神田橋先生と私は、同じ検査法を使っています。先生は「指テスト」や「舌トントン」、私は「筋力検査」と呼び方は異なりますが（しかも本書の二章で「筋力検査」は「関節検査」と改称することになりますが）、どちらも、基本的な検査のしくみは同じです。筋肉の反応を利用して、「ある刺激を、被験者が好むか・好まないか」を調べます。

私が先生のご本を初めて手にしたのは、二〇一二年のことでしたが、当初は、医師でありながらこの種のテストを使われることに珍しさを感じました。その後、ご著書を読みすすめるうちに、先生の考え方への理解が深まり、近いのは検査法だけではないことを知りました。やがて私は、神田橋先生に、当時、私が抱えていた疑問に答えてほしい、教えを請いたいと思うようになり、手紙を書きます。先生はお電話をくださり、はじめは「近々大阪に行くのでそちらで会いましょう」という話だったのが「一度、整体を受けてみたい」になり、堺にある私の店に足を運んでくださることになりました。それが二〇一二年十一月です。大阪であわただしく整体を受けられた先生は、「今度は鹿児島においで」と誘ってくださり、そこで私は診察の見学（＝陪席）を許されます。陪席は、具体的に「何が」とはわからなかったものの、学びのよろこびを強く感じる経験でした。それで、「またおいで」のお言葉をいいことに、二〇一三年から現在に至るまで、ほぼ毎月、勉強に押しかけています。

鹿児島でも私は、先生に整体をしていました。あるとき、施術の前後のちょっとした時間に、私は、ごくありふれた悩みを相談しました。すると先生は、ほんの少しだけひねったような短い助言をくださり、私は「なるほど」と納得しました。表面的にはただそれだけの対話でしたが、実はこれが、雑談を使って行う神田橋先生の「治療」でした。――治療でしたが、私が、そのときの短い助言が思いがけないほど深いはたらきを持っていたことに気づくのは、その効果がゆっくり展開し、長年のこだわりがほどけおわる二年後のことでした。変化を自覚したときには、「たった一言の応答で、ここまでの変化が起こせるものか……」と呆然としました。このときに先生の使われた技法が、三章で詳しく扱われる「抱え」と「揺さぶり」です。

そういったわけですから、神田橋先生は私にとって、「整体のお客さん」であり、また「精神科の主治医」でもあります。そしてまたさらに、私は、陪席や先生への質問を通して、心・精神への理解を深めようと望み、先生からは、患者さんの抱える身体的なつらさについて整体的な意見を求められもしましたので、大胆な言い方が許されるなら、広い意味での「職人仲間」でもあります。

そんな私が陪席していて不満だったのは、「いま私が目の当たりにしている現在の、先生の最新技術が書かれていない」ことでした。神田橋先生は、これまでに多数のご本を形にしておられます。そのどれもがそれぞれすてきですが、先生ご自身の最新の技術書は見当たりません。それで、「そんな本を書いてほしい」とたびたび訴えていましたら、先生から、私も説明不足だと反撃（！）されました。私は二冊の本（『身体のトラウマ　ケガによる変形の痕を修正する方法』二〇〇九年、『身体の話』二〇一四年、ともに大阪公立大学出版会刊）を書き、自分なりの技術論を展開していましたが、その内容が不十分だとおっしゃるのです。それで、では両方いっぺんにしてしまおう、と、対談することになりました。

対談は、二〇一六年七月から十月にかけての毎月一回、鹿児島空港にあるレストランで行いました。時間は各回一〜三時間とまちまちです。本書では、一回をひとつの章にまとめ、その後、同年十二月に一回、追加の対談を行って、若干の補足を加えています。

本書は、録音もテープ起こしも注釈づくりも自分たちで行った、手作りの要素の大きい本です。ただ、編集作業には第三者の視線が不可欠ですので、この点は、白柳の小学校時代の恩師である吉岡数子先生、同じく大学時代の恩師である藤田正先生、前川真行先生に助けていただきました。とくに藤田先生には、文章の「てにをは」、漢字や言葉の使い方から、対談の構成の改善点に至るまで、たくさんの示唆・助言・指導をちょうだいいたしました。心よりお礼申し上げます。そのほかにも、親切に見守ってくださった方々がおられます。杉山登志郎先生、銀山章代さん（多謝！）、木下馨子さん、高宜良先生、鎌田道彦さん、有馬功さん、真鍋淳先生には、テープ起こしの原稿や白柳がつくった資料、神田橋先生への質問について具体的な助言をちょうだいいたしました。そしてまた、私の技術確立のために、背中をひと押し、押してくださったのは山崎恵さん、谷垣慎哉さんです。篤くお礼申し上げます。

私の技術や理屈のすべては、先人の残してくれた成果と、私に実際におつきあいくださったお客さんの皆様に負っています。この場を借りて感謝申し上げます。

対談におつきあいくださった神田橋先生には、お礼の言葉もありません。先生と、生きてお会いできたこと、同じ日本語圏の人間として出会えたことを、嬉しく思います。

二〇一七年六月

白柳　直子

いのちはモビール　もくじ

神田橋先生の診療技法のまとめ

白柳　直子

《基本の姿勢》

人間には、身体の要素と精神の要素とがある

身体だけが、あるいは精神だけが、単独で病気になるわけではない。

心身一如。でもそれを心のほうから扱う、という姿勢。

平易な言葉で

日常会話の延長。

意図的・介入的・操作的な言葉は、それとわかる形では使われない。

穏やかな雑談みたいな雰囲気。

「与えられたもの」として備わる困難については二軸で理解

・愛着障害……個体―環境の間の齟齬

・発達障害・双極性障害……個体の身体（脳を含む）の体質

どちらも、個体それ自体の意思でどうにかできる種類の問題ではない。

↓　あなたのせいではない、あなたが悪いわけではない。

↓　いまの生きづらさに対処する方法を考えましょう、未来に向けて。

《診療技法》

愛着障害

気功的な動作を利用して、個体―環境間の緊張の鎮静化をねらう。

擬似的再体験。過去からの自分を、自分自身で育てなおす。育ちなおす。折り合えなかった環境要因を極限まで排除した状態で行う。　↓　ひとりで行う気功。

発達障害

体質としての得意・不得意を指摘する。周囲に、理解・協力の仕方を助言する。発達を助けるサプリメントや身体運動を推奨する。

双極性障害

必要なときには薬を使用する。体質的な疲労をなるべく小さくする過ごし方を助言する。「気分屋的に生きれば気分は安定する」

適応障害

これまでの経験に基づいてなされる本人の工夫・対応では、現実のいまの状況に適応できない。にもかかわらず、その同じ工夫を必死に重ね、環境との齟齬が大きくなることで、神経症などの症状へとつながっていく。

↓　ほどくべきは、これまでの経験から本人が組み上げてきた工夫・対応のパターン。

↓　別方向へ動けるようにするための、新たな学習の機会をつくる。

治療の手がかりにするのは、対話の中にあらわれる硬直的な応答やこだわり。それを些細な言葉使いのクセや音調の変化などから察知し、そこから、その背後にある固着的な対人対応のありようを読みとる。

そして対話の中で意図的に、「典型的な応答パターン」から微妙に外した応答を返してゆくことで、型にはまったやりとりの、「型」に穏やかな揺さぶりをかけ、新鮮な経験を生じさせる。↓「あれ？　これまでとはまた別の工夫が必要だぞ？」

一般的な雑談の感覚では、応答パターンを意図的に外す操作ができない（＝適応障害なりの適応の、応用力の広さを意味する！）——のだとすると、自然に生じる場の流れがつくる対話の強制力は相当強いことになる。そこから意識的に距離をとって（いわゆる「巻き込まれずに」）、さらにあえて応答を微妙に外すのが、いちばんの技術かと思う。

このときのやりとりは、周囲で聞いていて不自然なほど外れた応答ではない。むしろごくふつうの対話。でも本人には、深いところで外れた／外された感じが「わかる」。

《診療技法の組立て方》

経験に基づく行動パターンは、本人に備わる愛着障害・発達障害・双極性障害の要素と、それをふまえてつくられる周囲、とくに三歳までは親、それ以降は親を含む社会（学校・職場）との相互作用のなかで、当人が適応しようと努力することでつくられる。だから、ここには、

- 当人の愛着障害・発達障害・双極性障害の有無・程度
- 周囲の人物の愛着障害・発達障害・双極性障害の有無・程度
- そのそれぞれの人物との関係（親子、兄弟、友人、配偶者など）や出会った時期

といった要素が複雑にからみあっている。

面接を重ねるなかで治療に役立つ要素は確認し、直接役立たない要素はとくに尋ねず（時間の節約！）、また役立つ要

素であっても問うこと・語らせることが侵襲的であると判断した場合にはあえて問わず（フラッシュバック、トラウマへの配慮）、併せて治療者側からはそのときどきに応じて、適応の仕方における改変のヒントやあるいはもう少し具体的に言葉による誘導が行われる。

診断についての治療者の見立てと、それにまつわる一般的な助言はごく早期に出される。そのどれもが平易な言葉で行われる。

生活に障るほどの症状には薬を処方する。まちがいを減らすために指テストなどを使用する。患者さんといっしょに薬を選ぶ雰囲気。なるべく漢方を使い、積極的に減薬をめざす。

医療は、必要なときにだけ利用するもの。安定すれば治療関係からは卒業する。また不安定になったなら、そのときにあらためて利用すればよい。

ＤＳＭ的な意味で病名分類は重視されない。もちろん、治療者のなかでの診断的理解にいわゆる病名が使われないはずはないだろうけれども、臨床の全体が、生活改善に重きを置いてなされるため、「何の病気だろう？」という現状把握より、「何が無理をさせているのだろう？」という、過去から現在に続く本人なりの工夫・苦労の「不要になった部分」を、未来のためにほどく視点が優先される。

1章　技術を文字で伝えること　〈二〇一六年七月十二日〉

白柳　一応、ですね、先生が治療の場でされていることを拝見していて私に理解できたことを書いてみました（と、言いつつ「神田橋先生の診療技法のまとめ」〈二頁。以下、〔まとめ〕と略す〉と題したプリントを取り出す）。下書きの時点で、数人の精神科医と臨床心理士の方とに見ていただいて、不足しているところを教えていただきながらまとめなおしたのですが。

神田橋　（さっと目を通して）そうするとこれは、「神田橋先生に訊く」という世界ですね。

白柳　あ、いえ、訊くと言いますか……。私が『精神分析ノート』[1]に期待したのは、先生の治療の枠組みが明示されることだったのです。私が陪席（診療の見学）していて感じたのは、先生がどういう基準で何を見て、どういうふうに判断して何をしている、というのがわかる人とわからない人とが出てくるだろうなあということでした。まず、そもそもこういう基準でものごとを見てますよ、という予備知識があって、それを踏まえた上で、陪席に来て、同席して。その段取りであればわかりやすいだろうと思うのですけど、先生は見方の基準を言葉にされ

（1）神田橋條治『治療のための精神分析ノート』創元社、二〇一五。

ていないから不親切だわ、と怒っていたんです。

神田橋　八木（剛平）先生との対談[2]にはそのあたりが書いてあるよ。

白柳　そうでしょうか……。この〔まとめ〕をある精神科医の方に見ていただくと、「いい意味でものすごくオーソドックスな診方を維持されているんだよ」と言われました。「気質論[3]をきっちり押さえて、愛着障害[4]とか発達障害[5]という言葉はなかったからそのあたりは新しい基準と言えば言えるけれども、ほんとにオーソドックスに精神分析[6]のいちばん根っこを押さえている人の診方なのですよ」と。私はその点、精神科の理論にはうといですから、オーソドックスな根っこがあることもよくわからないまま先生の診察を拝見していて、自分なりの理解をしたわけです。ですからその医師からは、「あなたなりの理解、という点では意味があるかもしれませんね」と言われました。ですから「先生に訊く」と言うとちょっと違うような……？

神田橋　……やっぱりそこのところがあなたのいちばん熱が入っているところだから、そこを外したら会話が死ぬよね。「陪席していて戸惑う」のところ。

白柳　私が初めて先生のところに伺うようになってからしばらくの間は、陪席者からあまりに質問の出ないことにびっくりしていたんです。私が仮に整体屋としてほかの整体師さんの陪席に行ったとすると、いろいろ疑問が出ると思うのです。「なんで肩こりが主訴なのにそこに施術したの？」とか、「あの人の腰痛にはここに施術して、この人の腰痛にはそこに施術するのはどうして？」とか。自分なりに整体師さんのされていることを見ていて、「あれ？」「あれ？」ってなると思うのです。

でも先生のところでは、私が見ていた限りでは、だれも、何も訊かなかったし、訊く時間もないくらい先生がお忙しかったから仕方なかったのかもしれませんけど、でもこの人たちは何を学びに来ているのだろう、と不思議でした。どの程度何を理解したくて来ているのかも謎でしたし。それで、私はいろいろな人に「ここに何をしに来ているの？」とかこっそり訊いていたんですけど。

神田橋　ほう、どんなふうに言ってた？

白柳　初対面の人間がする失礼な質問ですから、深い話はされなくて当然なのかもしれませんが、私のなかではあまりピンとくる答えはありませんでした。ですからともかく、人の仕事を見て、何事かを吸収する——、パターン認識として人のしていることをまとめるという意味では、あまり意図的にそういうまとめ方をねらっている人もいないのだな、と思ったんです。

もし、ここで発想を逆転させて、最初に先生が「私の診察の基本方針はこうです」と説明されていたなら、

（2）神田橋條治・八木剛平『対談　精神科における養生と薬物』診療新社、二〇〇二。

（3）気質は、個人の示す情動反応の特徴のこと。自律神経系や内分泌系といった生理学的な反応性と関連していると考えられている。外界の刺激に対する感受性や反応の強さに関する個人差を説明する概念であるとともに、パーソナリティの基盤をなす個人の特性であると考えられている。古くはギリシア時代から認められ、クレッチマーによる類型論がその代表である（引用・参照文献（以下※と記す。文献一覧は一九二ページ参照）２）。

（4）愛着形成障害。早期乳幼児期に養育者との安定した愛着を形成しそこなった状態。小児期以降の心身症、行動障害の基盤となる。愛着形成障害は対人関係障害につながり、長期的な連続性と世代間伝達が認められる一方、親—乳幼児治療、再アタッチメント療法などの関係性障害の治療により改善する（※５）。

（5）一九八七年に出版されたＤＳＭ-Ⅲ-Ｒに使われた用語。その中には精神遅滞、広汎性発達障害、特異的発達障害が含まれている。これらの共通特徴は認知的・言語的・運動的・社会的技能の獲得の障害であり、発達障害児は通常の環境では知的能力や言語能力、運動能力を獲得できないことを特徴としている。発達障害という用語は、知能の発達の遅れがあるものを中心に考えられたが、最近は心理的発達障害として知的能力は年齢相応にもかかわらず特定の教科学習の能力が低下しているものを学習障害としたり、認知能力が低下しているものを発達性失認などとして広く解釈しようとされてきている（※５）。

（6）フロイトの創始した、神経症の病因と治療法に関する理論、ならびにそれに基づく精神構造一般についての理論体系（※１）。

「ああ、これがそうか」と納得できる部分もあるでしょうに、基本方針の予備知識も納得もないままで延々と見ているだけだとしたら、パターン認識の苦手な人には殺生なように思いました。

神田橋　うーん、そうだなぁ。ボクらは桜井（図南男）[7]先生の面接に惚れこんでずぅっと陪席したりついてまわったりしてたんだ。だけどそれぞれ吸収しているものが違う。みんな違うけど、でもみんなに共通しているところがある。そういうことをボクは見ていて、時間と空間を共有することだけが学びのコツで、「こういうことを勉強しよう」とかいう先入見のないほうがいいと思うんだ。みんなそれぞれに、背負っている歴史があるわけでしょ。その歴史がその人のなかに育てた、その人の後ろに蓄えられている感受性、ボクの好きな言葉で言うとその陪席者のもっている「器量」。その器量に応じて、吸収できるものを吸収する、それが物足りない人は来なくなる、と。吸収したと思っているものが客観的にいいものかどうかは、わからない。まあ無駄じゃなかろう、という感じでやってるね。だから、「そこにいて見ときなさい」という感じ。

白柳　でもそれなら私に、「あなたの技術を残しなさい」と言われるのは矛盾しませんか。先生は私の技術を、私の書いた二冊の本[8]では再現できないとおっしゃいました。でも私からすれば先生の書かれたご本[9]を読んで、先生の技術を再現できるかというと、できないわけです。「先生の技術を再現しようと思って、自分が理解した通りにきっちり道筋をたどったけれど、それでもどうしても真似できなかった」というその部分は、自分の味になるのでしょう。けれども、それ以前に、陪席して見ててもさっぱりつかめなかった人に、「先生のところで勉強になったでしょう」というのはキツイでしょう。

神田橋　ボクは、なんでも見たら、その技術を習得できないと自分が満足しない。それがボクの器量なんです。だから、あなたの本でもそう思うわけよ。

白柳　じゃあ私が先生のご本を読んで同じことを思ったら、そこに先生の説明義務はないのですか？

神田橋　あんまりないよね。

白柳　なぜですか？

神田橋　対話がその穴を埋める。だから陪席の人でも訊く人はいる、質問する人。

白柳　でもそれは自分のケース（事例、症例）についての質問でしょう？

神田橋　じゃなくて「先生のあのときの治療は」と。でもそれは臨床を一所懸命やってる人だ。似たような状況で、「え、自分ならああせんのに」とかいうのがあるからね。そうするとボクも、答えやすい。でも、受け手のほうに受容体がないときに何かの情報を出すと、ほとんど誤解しか生じない。

白柳　うーん……でもやっぱり枠組みの把握が要りませんか？

神田橋　いや、あったほうがいい。

白柳　そうでしょう！

神田橋　『初心者への手引き』[10]というのを書いた。でもいま読んでみるとむつかしいな、あれ。

（7）一九〇七～一九八八。精神科医。一九三五年九州帝大卒。陸軍病院に二度応召した後、徳島医専の初代教授、徳島医大教授、徳島大教授を経て、一九七〇年九州大学を定年退官。のち、恵愛会福間病院で顧問となった。著書に『神経症とトランキライザー』『精神衰弱と医学』『不安の精神医学』『私たちの精神衛生』（泉孝英編『日本近現代医学人名事典 1868-2011』医学書院、二〇一二より）。

（8）白柳直子『身体のトラウマ』二〇〇九、『身体の話』二〇一四（ともに大阪公立大学共同出版会）。

（9）たとえば『追補 精神科診断面接のコツ』一九九四、『精神療法面接のコツ』一九九〇、『改訂 精神科養生のコツ』二〇〇九（すべて岩崎学術出版社）などを指す。

（10）神田橋條治『対話精神療法の初心者への手引き』花クリニック神田橋研究会、二〇〇九再版。

白柳　結局、私が大事に思ったのは、どういう軸のなかで患者さんの位置を考えるか、要素を理解するか、なのです。「本人」と言っても、「個体としての本人」という視点もあれば、「環境と本人との係わり」、「時間のなかでの本人の揺れうごき」、「本人と、例えば家族との立ち位置や関係性」など、本人のことを理解するにも要素がいっぱいあるでしょう。先生がされている「質問に答える会」(11)やスーパーヴィジョン(12)のときは、先生は、質問者からの相談に、質問者の視点に沿った形で回答されますよね。でも、そのときは質問者の視点に、悪い意味でなく、沿いすぎているでしょう？

神田橋　そうですねぇ。

白柳　ですから沿った形でおっしゃっている先生の言葉のひとつひとつを、例えば『『クライエントに寄りすぎているこの心理士』に対して、先生は、心理士に沿った視点から答えている。だからこんな答えになる』というように、二段階、三段階の深読みができる人であれば理解できるかもしれない。また、もしかしたらそこから先生が実際にされている臨床の元の形を復元できるかもしれない。でも、そうではなく先生ご自身がひとりで、ひとりの治療者として、ある患者さんを診られるときに、どういう視点で診療しているかというのは、陪席しないとわからないでしょう。

神田橋　わからんね。だけどわかる方法はあるのよ。ボクはスーパーヴィジョンや質問に答える会でしている沿い方と同じようなことを外来でもしているの。来る患者、来る患者に沿うようにしている。でその沿うように沿うようにするときに、基準にするなかでいちばん頼りにしているのを、結局まとめると「雰囲気」。

白柳　でも先生、雰囲気なんて曖昧な言葉で言われますけど、実際のところは、ものすごく機械的にみている部分があるでしょう？

神田橋　あるけど、最終的にその見方がうまく流れているかどうかは雰囲気でみている。

白柳　でもやっぱり雰囲気は、ある程度、数学的な情報のまとまりを瞬時に計算して把握しているものなので――。

神田橋　脳がね。そうだろうとは思う。でも参加している変数が増えてくるにつれて、もう「雰囲気」としか言えないようになってしまうね。

白柳　そのいくつもある変数を例示して、そのなかでもとくにこの変数とこの変数とこの変数が大事ですよ、みたいには言っておられないでしょう。

神田橋　それは『診断面接のコツ』(13)に書いてる。

白柳　えー……。私、違うと思いますけど……。だってあの本を読んで、いまの治療が再現できますか？

神田橋　ボクいちばん丁寧に書いているつもりだけどなあ。『診断面接のコツ』にはバードウォッチングのことが書いてあるでしょう。(14)バードウォッチングはまず、外側から刺激を与えない状態で観察する。観察するときに、人間の場合であれば、生理的なものの観察のほうがデータの信頼性が高い。

白柳　はい、顔色。

神田橋　言語内容がいちばん、信頼性が薄い。筋肉活動によって表現されているものがその中ぐらい。動作、ね。だ

(11)　花クリニック神田橋研究会での勉強会や、ちば心理教育研究所での勉強会（二〇一六年に終了）などで行われる企画のひとつ。事前に集められた参加者からの質問に、当日、会場で回答していく方式をとる。記録の一部はそれぞれ『治療のこゝろ』、『ちばの集い』としてまとめられている。

(12)　ソーシャル・ワーカーの資質の向上のため、熟練した指導者（スーパーバイザー）が示唆や助言を与えながら行う教育（※1）。

(13)　神田橋條治『追補　精神科診断面接のコツ』岩崎学術出版社、一九九四。

(14)　バードウォッチングのたとえは八五頁にある。しかし「まずは刺激を与えずに観察する」姿勢は、同書全体に一貫して維持されている。

から生理反応、筋肉活動、言語内容。この三つに分けて観察していく。その順序づけの指標は、ウソのつきやすさ、だよね。この三つの所見が調和していれば、だいたい信頼できるデータがとれたって考える、というようなことを書いている。

白柳　でもそれは「来られた患者さんを観察する」という意味の、観察のコツですよね。そうではなく、観察した情報をもとに、何をどう考えて、何をどう「操作」するかという話になってくると——、つまりたとえば私と先生が同じ人を観察したとしても、私もたしかに身体的な部分をみたり、言葉的な部分を聞いたりするわけですけれど、それをどう動かすのかという部分になると、先生と私ではすることが全然変わってくるでしょう。

神田橋　それはその通りだ。結局みんなね、サービス業者は、自分の手持ちのサービスが有効なような所見を探しているんだ。

白柳　身体屋《からだや》(15)は身体屋に寄った見方ということですね。

神田橋　薬が中心の人は薬、とかね。それは自分が役に立つ存在でありたい。だから、それに沿ってデータは、拾い集められるんだ。そしてそのときにはボクは多少、多重人格なんだ。

白柳　観察しているときにですか?

神田橋　「あ、これは薬を使うとよい患者だな」とか、「納得させることが中心になる患者だな」とか、そういうのを雰囲気でみる。それぞれのサービス業の人格に、ボクは変わるんだ。だから近頃は「あ、これは整体をするとよさそうな人だな」というのがもうひとつの別人格として入ってきた。そうすると筋肉の動いていない部分が気になって、ああ、あそこの筋肉が動いていない、動作に参加していない筋肉があそこにあるな、というのが目につくようになる。

整体に関心がなかったころは、全体の動きのなめらかさとかぎこちなさという形で、脳が個々の運動系をどう統御できているかという脳の問題として理解していた。整体ができるようになると今度は、あそこがちょっと何か動かせたらもっとうまくいきゃせんかという視点が加わる。だから、強いて言えば、いろんな治療法を自分が持っているということと、観察ということとが、――せっかく持っているものが役に立つようなふうに、せっかく薬の使い方を知っているならその薬の使い方の役に立つような観察の仕方ができるようにね。

白柳　でもそれなら、薬を使う人が薬を使う、精神療法を使える人が精神療法を使う、という流れのなかで、「じゃあその精神療法はどのようにして身につけるの？」という部分が要るでしょう。

神田橋　そこは……多くの場合ね、日本みたいに選択の自由度の高いところでは、好みで。好きなことを。でも結局、ボクが自分で書いたケース報告を見ても、自分がしたこと、生じたこと、書いたことはそれぞれあまりにも違いすぎるよね。だからそこから、書かれたものは現実の残りかす(16)だというのがわかるね。

白柳　私が自分のケース報告を書いても、たぶん先生と同じ感想になると思います。たとえば「腰が痛いと言って来られた人に首の施術をしました。なぜかというとこの人には首のムチウチがあるからです」と書くとします。で

(15) ここで使われる「身体屋」とそれと対になる「心屋」あるいは「心理屋」の区分は白柳による。「なんらかの症状に悩む人」を改善するための技法全体を大まかに二分して捉えるための目安で、定義的な区分ではない。症状を、身体へのはたらきかけで改善する技法（たとえば鍼灸、カイロプラクティック、整体、マッサージなど）と、心・精神へのはたらきかけで改善する技法（たとえば精神療法、心理療法など）とをゆるやかに区分する。

(16)『荘子　外篇　天道篇』にある寓話による。聖人の書を読む桓公に向かって、車大工の輪扁が「人の技にはことばで言い表せないコツがある」と説くもので、ことばや文字による表現の限界を強調する。古人の糟粕（糟魄）（小川環樹編『世界の名著四　老子　荘子』中央公論社、一九六八より）。

もこの場合、なぜ、首にムチウチがあると腰が痛いのかという理由が書かれていなければ、首にムチウチがあるから腰が、の「から」がつながりません。だから、首にムチウチがあったときに腰が痛くなるのはこういう理由があるから、というその部分が要るわけです。

神田橋　うん、そう。それが書いてないんだ、あなたの本には。

白柳　違います違います、先生の話ですよ。先生のご本を読んでも先生の治療法は再現できない、という話です。再現できないのは能力不足とか未熟さの問題ではなくて、さっきの話でいうと、首のムチウチと腰の痛みの関係が書かれていないからだと思うのです。いろいろな本のいろいろな部分には、断片断片で出てきますけど、全体図のような指針がないでしょう。だから、その指針を書いてほしいのです。先生が基準にされている軸が一つだけではなくて、私が〔まとめ〕で書いたのは三つですが、その三つの軸の要素の多い少ないとか組み合わせとかを評価する、その手順を本にしてほしいのです。

　で、今回つくったこの〔まとめ〕が「こういうことですか?」というひとつの取っ掛かりだったのですが。

神田橋　うーん、それはむつかしいねぇ……。書けないんじゃないかなあ。それが「ケースネス」(17)という言葉の出てくる理由なんじゃないかなぁ。

　ケースネスというのは臨床心理士の世界の方法だけどね、いくつものケースを集めて、「共通するこういう傾向がある」というパターン認識をして、そこから何かをつかんでいくという方法の、対極にある方法だ。人の生きている姿というのは一回限りで全部個性的だから、そのひとつのケースをしっかり見ることで何かが伝わってくる。

白柳　ああ、河合隼雄(18)さんが推奨していらした——?

神田橋　そうそう。それは次のケースに、パターンとしてそのまま使えるわけではない。けれどそのケースに触れたことで、治療者のなかに何かが触発されて、動いたものが、何かしらの普遍性を持っている、ということだ。

白柳　でも河合さんの言われるケースネスの意図するところは、技法を伝えることにはないでしょう？

神田橋　ないですね。

白柳　ある種、低いレベルの話でしょう。低いレベルというのは悪いという意味ではなくて、それがクリアできていないと話にならないという意味で。そうではなくていま私が言っているのは、「まずどの基準で把握したらいいの？」という手引きがないということです。

神田橋　そうだよな。把握ができれば、「この生命体はどこへ向かう志向性を持っているか？」という問いが出てきて、そこから方針が出てくる、ということは書いていているんだ。

白柳　いえ、それはひとつ飛んでいますよ。把握ができれば、その把握に沿った形での、全体の把握がもう一度入るでしょう？　顔色は見た、筋肉は見た、言葉使いの癖も聞いた。でそれが何を意味しているのか、という話には、その人なりの統一された世界観[19]が要るわけでしょう。その世界観を書いてほしいのです。

(17) ケースネス（ケース・スタディ。事例研究）については、河合隼雄「事例研究の意義と問題点」（一九七六。『心理療法論考』所収、新曜社、一九八六）、「事例研究の大切さ」（一九九一。『カウンセリングを考える（上）』所収、創元社、一九九五）などで紹介されている。また事例集には河合隼雄編『心理療法の実際』誠信書房、一九七七などがある。

(18) 一九二八〜二〇〇七。京都大学理学部数学科卒業。京都大学名誉教授、国際日本文化研究センター所長、文化庁長官を務める。文化功労者。専門は臨床心理学、心理療法、日本文化論（小此木啓吾・河合隼雄『フロイトとユング』講談社学術文庫、二〇一三より）。

(19) 哲学用語で、世界についての統一的で全体的な理解を意味する。客観的な対象把握（世界像）にとどまらず、人の主体的な意義づけ・関係づけによって成り立つ（※1）。

神田橋　その世界観を書いてあるのが、たくさんの精神療法の学派の学祖の人たちの書いたものだ。[20]でボクはそれが好かんのだよな。

白柳　でもそれなら私に、「技術を残して」と言われるのはおかしいじゃないですか。

神田橋　もうちょっと具体的にさ。

白柳　私も同じことを言ってるじゃないですか（笑）。少なくとも私は先生よりは丁寧な本を書いたと思いますよ。世界観の基準は書きましたもん。

神田橋　そうだよなあ。ドミノ倒し。[21]あれがボクはいちばん気に入ってるんだ。

白柳　そんなのを書いてくださいよ。

神田橋　そこがね、あなたと対談をする動因なんだ。つまり身体は身体、心は心、でね、知的障害があってこういうことができているとか、認知が悪くてこういうことになっているとか、発達障害でここのコントロールが悪くてこうなっているとか、そういうようなことでなく、それをなんとか克服して、乗り越えて生きていこうとする本人の努力とを組み合わせる形で理解していく方法——。

白柳　それは身体的な部分だけでなく、両方の話として、ということですか？

神田橋　そうそう。それを身体と心も全部巻きこんで、やっていくようにすればね、身体を扱っている人ももっと腕が上がるし、心を扱っている人ももっと腕が上がる。分野わけをして、「このことは向こうのこと」と分けてしまうことによって、どんどんどんどん技術が先鋭化すると同時に、総合体としての援助としてはやせていく。そのことを嘆いている人はたくさんいるんだ。それの解決をする本を書きたいんだ、この本で。

白柳　——こ、この話をまとめたらそうなりますか？

神田橋　ハイ、なります。

白柳　――この〔まとめ〕の理解は、概ね、合っていますか？

神田橋　ウン、概ね、ポイントをつかまえているとボクは思いますよ。もう一度、丁寧に見ますね。――「身体の要素、精神の要素」、これが、仮想である、と。

白柳　要素ではない？

神田橋　要素ではない。結局いのちを、生きているということを、区分けしただけで。そして平易な言葉というのは、できるだけこの区分けを曖昧にするもので。そうして、区分けを曖昧にした言葉がいのちとつながりやすいんだよ。「楽である」とかね。どっちにも使える言葉だ。

白柳　気が楽、身体が楽、ですね。

神田橋　「何が楽なんですか？」というのはそれに区分けをつくろうとする動き。「好き」、とかいうのも両方に使えるね。こういう両方に役立つような言葉をできるだけ使うほど、治療者だってことです。それでできあがった話し合いは、雑談みたいな雰囲気になるはずなの。そして、相手が使う考えや言葉は、たとえば「頭が痛い」というのは、頭痛のことを言っている人もいるし、心のことを含めて言っている人もいる。

白柳　借金で頭が痛い、とか。

(20) たとえばフロイトの『ヒステリー研究』『夢判断』『日常生活に於ける精神病理』や、ユングの『変容の象徴』『タイプ論』『自我と無意識の関係』など。

(21)『身体のトラウマ』第一章二節を参照。骨―筋肉―骨―筋肉―…という連結を通して、筋力のバランス変化が全身に波及する状況を、ここではドミノ倒しにたとえている。

神田橋　そうそう。相手がしょっちゅう使っている言葉や考えは、使えば使うほど、ボクの言葉で言えば「アナログ」化して、本人にとってはいのちを表わす言葉に、言葉自体が変質していくんだ。「もうやれませんわ」とかね。

白柳　それは……口癖的なものがそうということですか？

神田橋　そう。だから今度は、こちらはその言葉を受け入れて、その言葉の世界で話をすれば、もうちょっと言葉の守備範囲が広がる。その人とのあいだでは広がる。それが、雑談みたいな雰囲気になるから。たとえば、有名人にAさんという人がいるとするよね、で、「Aさんが嫌いですわ」と言う人がいるとするでしょ。そしたら、「あーAさんね、むかしから嫌い？」とか言って。「むかしから虫が好きませんわ」、「なるほどね」とか言っていると、その人の好き嫌いの雰囲気が「Aさん」という言葉のなかに表われてくる感じがある。

白柳　それは例示されるのがAさんひとりだけでもですか？

神田橋　まずはひとり出てくるから、それをこちらが覚えておけば、「そういうのはAさん的だよね」とかなるわけ。

白柳　それは例えばその人は、Aさんの目つきが嫌いと思いながら「Aさんが嫌い」とだけ言っていて、先生は、服装の趣味がイヤだなという意味で何かを「Aさん的」と表現したとすると、目つきと服装とでイヤさの中身がずれますよね。でも、そこでイヤさの中身がずれていても構わないということですか？

神田橋　そのうちに——、使っているうちに合ってくるから。

白柳　相手から「いや、それはAさん的ではないですよ」とか「たしかにAさん的ですね」とか言われたりするうちに、ということですか。ああ、なるほど。

神田橋　そうすると話しやすいでしょ、Aさんの話だったら。向こうの使っている言葉だから。「いや、そこはAさんと違うんですよね」とか。それが、沿っていく、ということなんだ。沿っていくときはさ、こちらの考えの世界が変わっていく用意がないとね。

白柳　変わっていいのですか？

神田橋　変わらんと対話にならんよ。

白柳　でも人によっては、Aさんを好きという意味で使う人もいれば、嫌いという意味で使う人もいるわけでしょう？「好き」という意味で使う人と話すときには、好きという形に自分は、一時的に変容するということですか？

神田橋　んー、まあ、好きな面を探して。「絶対的に好き」とか「絶対的に嫌い」とかいうのは作り物で、「やっぱりいいな」と思う面もあれば、「嫌だ」と思う面もあるし。今日、向こうが好きという意味で使っているならこちらも好きという意味で使っておく。そうするとどこかで、「ええ？　ああそうか、あなたは嫌いだったんだ」とか、「そりゃまちごうとったな」とか言って、こちらが変わるわけだ。向こうは嫌いという意味で使っていたことに、こちらが遅まきながら気がついて、「ああ、そうだったん」、「そういうつもりとは知らんで悪かったね」とか言うと、通じ合った感じが濃くなるでしょ。

そうすると相手は「ちっともわかってなかった」と怒る気持ちと「ああ、今度はいくらか通じた」という気持ちとの両方が起こる。そういうことが起こりやすいように対話することが精神療法だというのが、『精神分析ノート』のいちばんの根本なのよ。

白柳　――そんなの、全然わかりませんでした（笑）。

神田橋　あとがきに書いてたじゃない。両方が変化していくことがあった場合に、それを本当の対話という、と。そこはこう書いてたでしょ。そういう対話は日常的に起こる、と。だけど最初からそれを「起こる」という合意の上で行っているものが真の精神分析的対話である。それが、パデル先生[22]が私に提供してくれた関係である、と。それに気がつくのに四十年かかったんだ。

白柳　どこから四十年なんですか？

神田橋　パデル先生と別れてから。

白柳　パデル先生に会われてすぐに変わられたんじゃないのですか？

神田橋　変わったけど、四十年かかって真髄をつかんだんだ。

白柳　ああ……。私、先生はパデル先生に会われてからすぐ、わかられたのかと思っていました。

神田橋　わかったことはいっぱいあったけど、それは枝葉がわかっただけ。その枝葉をもってずうっと治療しているうちに、それがだんだんだんだん結晶化するのに四十年かかったんだ。でその結果どうなったかといったら、雑談風とあなたが感じるような話になるんだ。

白柳　うーん……。そうなんですよね、雑談風の文体でひとり書きの本は書けないんですよね。

神田橋　うん。書けない。

白柳　そこはよくわかります。

神田橋　パデル先生はすごくいい講義をなさったんです。二十回以上聴いたんだよね、タビストック・クリニック[23]で。一時間くらいの講義を、ボクは全部テープに録ってたんだよ。そしたらパデル先生が、「自分の講義を『本にしたら？』という話があるから、あなたが録っていたテープを貸して」と言われたから貸したんだよ。でもしばらくしたら、「自分の声を聞くぐらい不愉快なことはないから本を書くのはやめた」と言って全部返してこられた。

白柳　気持ちはわかります。

神田橋　もうそのテープはね――、テープは捨てた。ぺたっとくっついて、使えなくなってね。結局、日本に帰ってからはあんまり聴かないままだった。最初は英語がよくわからんから、下宿に帰ってから聴き返していたけどね。……そういうことですよ。パデル先生の語りは――、すごくわかりやすい。そのせいで、パデル先生はアカデミズムのなかでは評判が悪かったんだ。

白柳　平易な言葉でしゃべるからですか？

神田橋　うん。言葉の輪郭をちょっとぼかしてしまって、精確に使わない。先生は議論をしているわけでなくて、相手が何かはっと気がつくように、使っておられるから。――評判が悪かったですね。で、学生たちの評判はものすごくよかった。わかりやすいって。

おそらく情報が普遍的な意味あいで伝わる講義ではなく、聴き手のなかに新鮮な気づき……それぞれの個性に沿った意味が生まれるように意図して話しておられたのだと思うね。いつも治療者というか臨床家としての姿勢があったからね。

＊　＊

(22) J.H.Padel　一九一三～一九九九。英国の精神分析医。西園昌久医師の縁で、数人の日本人留学生が指導を受けた。日本精神分析学会の招きで二度来日し、特別講演を行った。

(23) タビストック人間関係研究所は、第二次大戦後の一九四七年にアメリカの人間関係論の影響を受けてロンドンに設立された民間のコンサルティング会社（下中邦彦編『平凡社大百科事典』平凡社、一九八五より）。

白柳　発達障害・愛着障害の概念を含めて、先生がされる「患者さんを理解するときの基本の考え方」は、私のような心屋でない立場の人間にとっても、役に立つと思います。技術として同じ対応はできなくても、心理療法での受け入れ方とか抱え方、対人対応的な部分、「なるほど、ここにこういう無理がかかっているから、この人のふるまいがこうなってしまうのも無理はないのだな」といった理屈を踏まえておくことは、自分が人を理解するときに、支えになる部分があるでしょう。「なんで言ってるのにわからないんだろう」とムカッとくる部分があったとしても、これはたとえば、「この人にはこういう愛着障害があるからわかれないのだな、わかれない部分なのだから、わかれと言っても無理なのだな」と納得する仕方はあるわけです。

神田橋　でもそれをやると、ここに（と、〔まとめ〕を指して）――「分ける」になるんだよね。

白柳　精神と身体を分けているということですか？

神田橋　わかる部分とわからん部分とに分けていることになるでしょ。ああ、これはもう自分の守備範囲じゃないんだなあ、自分の守備範囲はこっちだなあ、と。だけどわからんところに素人っぽく何か工夫を入れてやると、自分の世界が広がるの。

白柳　その工夫が、先生が整体をされる理由ですよね？

神田橋　そう。だけどボクとしては整体を、そうして追加的にしているけれど、実際は、ボクの野望はね、整体がうまくいくようになったら、これをなんとか言葉だけでうまくやれんかな、と。言葉でやるというのはどういうことかと言うと、実際に身体を触ってする作業は本人たちができるようにして、こっちは「そういうやり方があるよ」と言うだけにするんだ。そうすると、自分の領分をはみださずして、自分の領分をはみだす。

白柳　それは、私が、たとえばお客さんに「神田橋先生の本を読んだらあなたのためになるかもね」と言うようなことですか？

神田橋　そうそう。

白柳　ひとつ戻って先の話を続けると、根本の話として、いま先生が言われたような、そういう抱え方をすること自体が精神療法的で、本質で、と言われるのはわかるんです。でもそれ以前の考える材料として、人それぞれ、できることとできないこととがあると思うのです。

その人の、その人なりの一段上のステップを考えましょうと言ったとします。例えば、テストの点数が悪いのであれば、それは授業についていけていないからなのか、あるいは目が悪くて黒板が見えていないからなのか。目が悪い場合は、黒板が見えれば授業についていけるかもしれないわけで、その違いはテストの点数だけからではわからない。ビネ[25]が知能検査を考えたきっかけはその判別のためだと読んだことがありますけど、[26]「テストの点数が悪い」という子に会ったときに「ひょっとすると、目が悪くて黒板が見えないのかも？」と考えつくためには「視力」という指標が必要です。同じように、精神的な問題を考えましょうと言ったときには、発達障害・愛着障害の概念はひとつの考え方の指標になると思うのです。

神田橋　結局そういう指標というものは、知っていると知っていないとで手間が省けるというか、スピードアップする。

（24）「抱え」と、その対照的なはたらきである「揺さぶり」は『精神療法面接のコツ』（神田橋條治、岩崎学術出版社、一九九〇）に詳しい。同書では、患者当人を囲む保護環境を「抱え」と呼び、治癒への動きを進める環境の代表として治療者と患者の関係を挙げている。また「揺さぶり」は、治癒への動きが停滞あるいは一種の平衡状態に陥ったときにその状況を刺激する必要悪の作用をいう（二八頁より）。

（25）Alfred Binet　一八五七〜一九一一。フランスの心理学者。「ビネ・テスト」の創始者として有名。医師シモン（T.Simon）の協力のもとに知能検査を創始し、児童心理・教育心理の研究に大きな影響を与えた（※１）。

（26）アルフレッド・ビネー『新しい児童観』波多野完治訳、明治図書出版、一九六一、一六頁。

白柳　スピードだけですか?!　スピードだけじゃないと思いますけど——!

神田橋　教室の座席を前にしてみたり視力を測ってみたりして、やっぱりこれは根っからこの人には無理なんだと思う。発達障害なんて概念なんてなくても、やっぱりそういう人もいるんだなあ、とかいって、発達障害なんて概念なんていれないほうが、本当はいいと思う。便利なものがはやるといかん。あなたが身体だけ見とって、これはなんかわからんけど、この人の身体は、ここを変化させていくのは無理だと思って、仕方がないからほかの方法でしようとしていたら、どこかの専門家が「この人、発達障害ですよ」と言ったとしたら、「ああなるほどねえ、そう言えば、なんだかむつかしいと思っていたわ」と。そこで納得するのが「専門家」としては正しい。だけど自分のもっている技量が、どんどんどんどん広がり、こまやかになっていって、新しい概念なしでもカバーできるようになるのが、技術屋としては喜びだ。

白柳　でも私が身体を施術してがんばっているときに、専門家が「発達障害ですよ」と言ったとして、そこで私が「なるほど」と納得するなら、納得している時点でもう私はお手上げになっているでしょう?

神田橋　「なるほど」で止まらずに、自分はこの人をむつかしいなと思っていたけれど、発達障害というのはああいう形の、身体の現われ方をするんだ——。

白柳　ってなるでしょう?　それは指標による理解でしょう?

神田橋　指標がないまま努力しているときの「むつかしいな」というのは、技術が進歩すると越えられるかもしれない、何かやり方を考えたら。ところが「発達障害という概念」は技術の進歩をとめてしまっていて、しかもすぐ変わるの。

白柳　概念自体が?　——ああ、アスペルガーの区分[27]とか。

神田橋　それから遺伝子の欠損症(28)とかね。コロッと変わる。コロッと変わったときには、大した進歩はないのよ。進歩はないっていうか、病んでいる当事者が受ける利益という意味では、あまり進歩はない。

白柳　例えば愛着障害がある人で、ある状況である言葉かけができない人がいたとします。その人に私が「なんであのとき、あの人にああ言ってあげないの」って怒るとするでしょう。でもそれが当人にはピンとこない。でも私があんまりワイワイ言うものだから、その人は仕方なく「あなたがそこまで言うのなら、あの人に、そう言おうか」と譲歩する。この場合、本人の芯では、納得は動いていないわけです。だからちょびっと状況が変わって根っこが同じ状況のときには、またその人は同じ言葉かけができないことになるでしょう？

神田橋　そうだね。

白柳　そうしたら「『ああいう状況のときにはあんなふうに言ってあげて』って私は言ったし、以前のときにはあなたもそのように言ってくれたのに、なんで今度は言えないの」という話になる。

神田橋　ボクはそうならんのよ。

白柳　え？　――だからそのときに、「あ、そうか。この人、愛着障害があるから――」。

神田橋　いや、そうならんのよ。あのときはちゃんとわかってやれたのに、まったくおんなじようなこのときには、

(27) 一九四四年、オーストリアの小児科医ハンス・アスペルガーが提唱した「性格の偏り」をもつ子ども像は、一九八一年、ローナ・ウィングにより自閉症と連続した障害とみなされ「自閉症スペクトラム」としてまとめられた。のち、二つの国際的診断基準であるＤＳＭ-Ⅳ、ＩＣＤ-10によりアスペルガー障害概念は採用され、広汎性発達障害のサブカテゴリーとして位置づけられるも、両者の概念はアスペルガーの概念ともウィングの概念とも異なり、議論を生んだ（以上、※3）。なお、ＤＳＭ-5ではアスペルガー障害は自閉症スペクトラムに一括化されている。

(28) レット障害の原因遺伝子が特定されたことを受け、ＤＳＭ-5では、レット障害は独立した診断名として挙げられなくなった（『臨床家のためのＤＳＭ-5　虎の巻』森則夫ほか編著、日本評論社、二〇一四より）。

できん、この人は。「不思議だなあ、おもしろいなあ」ってなる。「なんかわけがあるぞ」ってなる。そしてここに謎が出てくるから、愉しい。

白柳　でもそれは初体験のときでしょ、それが。先生がその人に初めて会われて、その人で初めてその状況を見たときには、「え、あれ？　不思議だな」となるけれど、また別の人と会っているときに、その別の人が同じ不思議さを発現するのを目にしたら、「お、これは前のあの人と同じ不思議さだぞ」となるでしょう？　でまたほかの人で同じ状況を見たときにも、「あ、これは同じ不思議さだ」となるでしょう？　そうしたらその三人なら三人の同じ共通点に対して、自分なりの――、それは愛着障害という名前でなくっても、こういう癖のある人、というくくりでくくるでしょう。その場合、このくくりというのは、自分のなかで目安として使えるから、くくって目安にするわけです。

神田橋　そうなの。それはすごい。――あのねえ。アスペルガー(29)さんがアスペルガー症候群(30)というのを見つけたのは、そうやって見つけたんだ。一所懸命、一所懸命、何回も何回も何回も教えるとね、ちゃんとわかってできるようになる変わった子どもたちの一群がいる、と。それはこういう特徴だ、と。それを「アスペルガー症候群」として位置づけたんだよ。で、そういう特徴を見つけたら一所懸命教育しましょう、そうするとその子どもたちが救われるぞ、と。ところが、その基準ができたら、「あ、これはアスペルガーだ」とか言って排除するために使われるようになって、それでもう、アスペルガーさんはあの世で泣いているぞというのが、石川元(31)先生の言なの。

白柳　では先生がこのプリントにまとめたような考え方を公表されないのも、その理由からですか？

神田橋　まだそんなにたくさんいないから。おんなじパターンの人が。

白柳　あれだけたくさんの患者さんがおられてまだ足りないのですか？

神田橋　いまのところは、この人は発達障害系だな、と思うでしょ。次に出てくるのは「麻の実ナッツ[32]をこの脳は喜ぶかな?」。喜べばそれを処方する。ビタミンＢ６[33]はいいかしら、指テストで検査して、合うなと思えば処方して。で、後はそれで経過をみよう、と。

白柳　――ちょっと脱線しますけど、麻の実ナッツはおもしろいですね。

神田橋　麻の実ナッツは、ある優れた、東大卒の発達障害の人が偶然に発見したの。「先生、これ食べると、私の脳がいいですよ」と言われるから、ボクが患者さんたちに試してみたら、たしかに発達障害の人に良いようだから、「ボクがこのアイデアもらうよ」と言って。

白柳　先生にご紹介いただいて私のところに来られていたお客さんで、発達障害のある方ですけど、その方が予約の電話をくださると、毎回、決まった自己紹介を最初から最後まで一通りされるのです。そしてそれが済まないと、次の話に入れない。それを承知した上で、私は、「あ、もしもし――」と掛けてこられた時点ですぐに「あ、ナ

(29) Hans Asperger　一九〇六～一九八〇。オーストリアの小児神経科医。一九四四年に教授資格試験の論文「小児期の自閉的精神病質」を発表。だがそれに先立つ一九三八年の演説も含め、二〇〇二年まで、アスペルガーが、アスペルガー症候群（ドイツ語圏では一九七〇年にBosch Gが英語で命名）だけでなく、子どもの自閉症の名祖（なおや）であることも知られていなかった。主著は『治療教育学』（一九五二）（※3）。

(30) ハンス・アスペルガー「小児期の自閉的精神病質」託摩武元・高木隆郎訳（高木隆郎、マイケル・ラター、エリック・ショプラー編『自閉症と発達障害研究の進歩 2000/Vol.4』所収、星和書店、二〇〇〇、三〇―六八頁）。なおアスペルガー症候群はのちにつけられた名称で、アスペルガー本人の当時の命名は自閉的精神病質であった。

(31) 一九四八年生まれ。児童精神科医。香川大学医学部附属病院子どもと家族・こころの診療部教授。著書に『ＡＤＨＤの臨床』『アスペルガー症候群　歴史と現場から究める』など多数ある（「現代のエスプリ」五二七号、ぎょうせい、二〇一一より）。

(32) 「ヘンプキッチン」ブランドのもの。

(33) 「ネイチャーメイド」ブランドのもの。

ントカさんですね」と返していました。それでもその方は自己紹介を一通りされまして、それから本題に入られる状態だったのですが、「麻の実ナッツを食べ始めました」とお聞きしてしばらく経ったあるときから、こちらが「あ、ナントカさん」と返すと、自己紹介の途中でさっと切り上げて「白柳先生ですか」とこちらに合わせてくださるようになって。おお、柔軟性が出てきている、と驚いたことがあります。

神田橋　ずーっと一本調子だったのが、パッと転換できるようになる。「脳が発育してきたら、転換ができるようになりますよ」と言っておけばね、一、二カ月後にそんな変化が出てきたときにみんな喜ぶ。発達障害の人が。

白柳　ああ、その予告は言えなかったですね、私は。予測してませんでしたので。

神田橋　ボクはこう言う。「テレビを観ているときにお家の人が話しかけてきても『やめて！』と言わなくて済むようになりますよ」。

白柳　たぶんそうなんでしょうね。同時処理ができるようになるのでしょうね。

神田橋　うん。それで発達障害の人については、麻の実ナッツとビタミンＢ６。これでもうボクの行動パターンは決まったの。

白柳　そのパターンの軸を、公表はされないのですか？

神田橋　それは、杉山（登志郎）[34]先生との対談があったら、公表しようと思う。隠し玉（笑）。ボクは、「神田橋処方[35]」を公表するのに十年くらいかけたんだ。北海道の講演[36]で言ったときはまだ出始めで、二、三年くらいの経験で。それでだんだんだんだんケースが増えてきて、ちゃんと神田橋処方として言いだしたのは、それから何年も経ってから。

白柳　でも現在の先生の見立てとか治療の完成した形が――、例えば、自分なりの考え方の枠組みを守って仕事をしている精神科医や心理士の方がいたとして、「うまくいかないな」「もうひとつ、別の枠組みが要るのじゃないだろうか？」と思ったときに、先生の枠組みが役に立つと思いませんか？

神田橋　それは絶対役立つよ！　だからちょこちょこは言ってる。今度の『精神分析ノート』の胎児期の愛着障害[37]はかなり自信があるし。発達障害もぼつぼつ、技法として残したいよね。いまの発達障害はね、アスペルガーであろうか、自閉症スペクトラム[38]であろうか、って言ってるけどね、麻の実ナッツとビタミンB6はどれでも同じように合うの。

白柳　なになに症候群かどうかをあまり選ばないということですね。先生が診察されているところを拝見していて思うのは、診断の軸に、本人にどの程度、愛着障害や発達障害があるのか、あるいはないのか。周囲の人にもどの程度、愛着障害や発達障害があるのか、あるいはないのか。そしてその人たちと本人とがどのような関係で出会

(34)　一九五一年生まれ。専門は児童青年期精神医学。愛知県心身障害者コロニー中央病院精神科医長、あいち小児保健医療総合センター保健センター長などを経て、二〇一六年浜松医科大学児童青年期精神医学講座特任教授を定年退官。現在は同講座客員教授。主な著書に『発達障害の豊かな世界』『子ども虐待という第四の発達障害』『発達障害の子どもたち』『発達障害のいま』『基礎講座・自閉症児への教育』ほか多数がある（『杉山登志郎著作集』日本評論社、二〇一一、『発達障害の薬物療法』岩崎学術出版社、二〇一五より）。

(35)　四物湯合桂枝加芍薬湯およびその変法。フラッシュバックに処方する。

(36)　神田橋條治「PTSDの治療」（「臨床精神医学」三六巻四号、一七一四三三頁、二〇〇七所収）。

(37)　『治療のための精神分析ノート』一七五―一八一頁。子宮内環境が不安定な場合に生じる愛着障害。同書にはその説明、診断、治療技法がまとめられている。

(38)　自閉症とアスペルガー症候群を連続した障害と捉える概念であり、ローナ・ウィングにより一九九五年に提唱された。ウィングは自閉症スペクトラムを、社会的交流、社会的コミュニケーション、社会的イマジネーションの三領域に偏りがあるものとし、三つ組の障害として定義した（※3）。

っているのか、親子か兄弟か友だちか恋人か配偶者か上司か部下か。そのそれぞれとの折り合いのよしあしと、折り合いが悪かった場合にそれでもがんばって折り合おうとする無理とが適応障害[39]につながっている、と二段階で理解するとわかりやすい。そして、その適応障害をほどく作業のひとつとして、先ほど私が言ったような「ああ、この人には愛着障害があるからこれは言えないのだな」という、悪い意味ではあきらめかもしれないけれど、こちらは無理を求めない、あちらは無理を求められないという位置取りは、ひとつの対応だと思うのです。その対応の仕方、うまくいかなさの解決は、私には大事な気がします。

神田橋　そうですね。

白柳　幅跳びで一〇〇メートル跳びたい、でも跳べないという人に、「がんばってがんばって努力したら、いつかは跳べるよ」と励ます以外に、「幅跳びはダメでも垂直跳びならできるんじゃないの」と提案してみる広げ方もあるわけでしょう。必ずしも一〇〇メートル跳ぶことだけがいいわけじゃないし、一〇〇メートル跳ぶことをあきらめないことだけが大事なわけでもなくて、その状態に折り合っていこうとしたときにどういう折り合い方があるのかを考えるなら、「それぞれ仕方がないこともあるよね」という納得は、親切でしょう。

神田橋　それはそうだ。――そこでいつも問題になってくるのは、それが差別ではないかということだ。ボクが「みんなみんな発達障害[40]」と言って、そして「発達障害は発達する[41]」と言ってるのは、長い時間がかかって発達するのであって、それは努力もいくらかは役に立つけど、いちばん役に立つのは時間だ、と。

白柳　では「あきらめる」ではなく「長い時間を待つ」ということですね。

神田橋　本人なりにそこをなんとかしようとしてもがいている、そのもがきというのは「もがき能力」だから、そのなかに、努力しないでもできる能力が隠れているはずで、そこを広げていくこと、得意分野を伸ばすことが期せずして、その得意分野と苦手分野とのあいだの、完全に分離はしていない重なりあう部分によって、苦手分野のトレーニングになっているということがあるから。それで「やってごらん」って言うよね。つまり差別をしないという形、全部をごちゃ混ぜにしてしまうことの治療上のプラス面。いっぺん区別してしまって、今度は、それが実は人工的な区別に過ぎないんだというふうにばらかすことによって、そこから治療への希望をつくっていくというのが、いまのボクの頭のなかの方法なんだよね。

白柳　私が先生のところに陪席させていただいてありがたかったのは、多かれ少なかれ、人をみるときに自分基準で判断する部分があるでしょう。私ならこうする、私ならそうはしない。この「私なら」という自分基準の視点で相手を評価する仕方に対して、それとはまったく違う基準があるよと教えてくださったのが、愛着障害と発達障害の視点なのです。極端に言えば、私のなかの愛着障害・発達障害の有無・程度と、相手側の愛着障害・発達障害の有無・程度とが完全に一致していない限り、「自分基準」はそもそも成立しえないわけですから。

神田橋　これを発見したときはね、ボクにとっても画期的だったね、自分でね。「難治症例に潜む発達障碍」[42]を発表したとき。あれを見つけたときはすごくうれしかったもんね。いままで治らん治らん、やり方が悪いんだと考えていたのがね、実は根本に発達障害があるために、薬の副作用も出やすくて、ね。あれから十五年（発表からは

(39) 環境変化や心理社会的ストレスにより、家庭・学校・職場などでの目的に合った行動が困難となったり、自らの心理的満足が得られなくなった状態。近年の精神医学領域での適応障害とは、そのような不適応の結果として情緒面や行為の上で特有の症状を示す精神疾患の一範疇として定義されている（※5）。
(40) 神田橋條治ほか『発達障害は治りますか？』花風社、二〇一〇、七一頁。
(41) 神田橋條治ほか『発達障害は治りますか？』花風社、二〇一〇、一一頁。
(42)「難治症例に潜む発達障碍」（『臨床精神医学』三八巻三号、三四九～三六五頁、二〇〇九所収）。

十年）くらい経ってるのかな、それがいまようやく常識になってきた。双極性障害[43]をまずく治療するとボーダーラインケース[44]ができてくる[45]というのも、ボクが言ってからもう二十年（発表からは十年）くらい経っている。

白柳　やっぱり手引書をつくられていないからですよ！　一回二回陪席しただけでは、どういう基準で診察されているか、つまりまず愛着障害と発達障害の軸のなかでこの人はどの位置にいるのかを把握して、それから困っている事態について考えて、という手順の意味は理解できないと思うんです。当人にどの程度、愛着障害があって、発達障害があって、そこに透かし紙みたいに両親や兄弟、友だちの状態が重なってきて。それで当人の、この状況に沿おうとするがんばりが無理を生んでいるのだな、というような仕方で見立てを組み上げている先生の仕方は——。

神田橋　それ全部書いているんだけどなあ。

白柳　書けてないと思いますよー……。

神田橋　生来の気質と早期の学習によって、資質というものができている。その資質に、今度は適応学習というものによって病態が完成されていく[46]。

白柳　先生、書き言葉になったら平易じゃなくなってますよ。

神田橋　そうだねぇ。ボクは本質としては理屈っぽいんだ。だから書き言葉になってくると、とても輪郭が明確な言葉を使おうとするんだよね。『類語辞典』なんか引いて。

白柳　輪郭は明確になっているかもしれませんけど、起こっている内容は見えにくくなります。質問の会とスーパーヴィジョンのときに、たまに、ぱっと見た瞬間に見立てをされて「発達障害はあるけど愛着障害はないね」と言われることがあります。そのときに、「あ、まずはこの二軸で診ておられるのだな」と垣間見える程度です。まず本人の状態をその二軸で診て、それからその周囲との兼合いをみて、という段取りさえ見えないことが多いです。発達障害・愛着障害という本人の資質の部分は、たぶん先生が、「本人」を診ようと思っているから指標になりうるんだと思うのです。「ともかく心の問題を診よう」と考える人であれば、そこは重視せずに、当人をめぐる「関係」を読もうとされるんじゃないかと思います。でも関係を読む前にまず、どんな「個体」がどんな「個体」と関係をつくっているのかという話が――。

神田橋　そうかぁ。わかった。あなたの言っていること。ボクは、患者さんが入ってきたときにね、脳のどこがくたびれているかが見えるんだ。

白柳　それは脳のどこ、の話でしょ。

神田橋　脳の場所。それでもう、診断は一秒もかからずに決まることが多いのよね。あ、フラッシュバック(47)があるぞ、とかね。

白柳　でも脳のどこが、は、その人の脳の、いましんどい場所の話でしょう。それを解いていくというか、もうちょ

(43) 従来、躁うつ病と呼ばれてきたもの。大うつ病の期間と躁病の期間を呈する。大うつ病の期間に発症した際には大うつ病（単極性うつ病）との鑑別が困難であることや軽躁状態は見逃されやすいことから、適切な診断・治療導入までに長期間を要することも少なくない。このとき双極性障害と大うつ病性障害の大うつ病期に対する治療法は大きく異なるため、可能な限り早期の適切な診断が重要な課題となる（※3）。

(44) 今日的には、感情不安定と見捨てられ恐怖を基本的心性とするパーソナリティ障害。その他の臨床的特徴としては、不安定で激しい対人関係、衝動性、自傷傾向、同一性障害、空虚感が挙げられる（※3）。

(45)「双極性障害の診断と治療」（『私の臨床精神医学　九大精神科講演録』創元社、二〇一四所収）。

(46)『治療のための精神分析ノート』の二五、三七、四二、一三二頁などに関連する記述はあるが、そのままの一文は見つけられなかった。

(47) 過去の出来事をあたかも再体験するように想起することを指す。薬物依存から脱した後に生じる場合が知られているが、近年、心的外傷後ストレス障害（ＰＴＳＤ）（註77参照）の症状のひとつとして注目されている（※2）。

っと長い時間のなかでそのしんどさのありようを理解していくときには、フラッシュバックがどういう由来で起こったものなのかという話が――、具体的に対話のなかに出てこなくてもいいけれど、バックグラウンドとしてわかってこないとだめでしょう。

神田橋　それは何歳のときの出来事かを検査すれば――。

白柳　だから先生がその基準で診られていること自体が、私たちにはわからないじゃないですか（苦笑）。何歳の出来事かを考えている時点で、先生はもう愛着障害という基準を持ち込んでおられるでしょう。それで、もしその人に愛着障害がなかったとして、そして軽い発達障害があるために親との関係にちぐはぐが生じていたとして、実際は親はその人を大事にしていたのに当人は大事にされたと実感できていなかったとしたら、いまのような生きづらさが生じるだろうか、とか、そういう二段階三段階でされている読みの手順が、順序だてて書かれている本がないんです。

神田橋　ないね。……でもあなたの話を聞いたから、何かちょっとしたことは書けそうな気がするな。まあ、でも、まずは書くよりこの対話のテープ起こしがいいよね。

白柳　――え？

2章　整体技法の確立までのこと

〈二〇一六年八月九日〉

神田橋　ボクの現在に到達するまでの流れというか紆余曲折はだいたいよく知られているけれど、[48] 対談の相手である白柳さんの流れはみんな知らないからね。それを今日は聞いておくと、対話の背後に流れている事情がわかるだろうと思うの。

白柳　はい。

神田橋　そうするといちばん最初は、ボク自身のことと対比して考えると、ほかの職業じゃなくて治療とか施術とかの世界に関心をもつ人は世のなかで少数だ。だからその志向は、専門の学校[49]に入る前にすでにあるわけだ。そういう学校を選んでいるんだからね。だからその意欲、志向が芽生えたあたりを聞いておかないと。

白柳　そうですね……うーん……まず最初は、高校に入る前くらいのことですが、精神的に私はヤバいのじゃないか、

(48) 神田橋條治『技を育む』中山書店、二〇一一、『発想の航跡　神田橋條治著作集』岩崎学術出版社、一九八八。『発想の航跡2　神田橋條治著作集』同、二〇〇四などを参照。

(49)『平成二五年版　全国専修学校総覧』によると、医療系の専修学校で国家資格が得られるのは准看護師、看護師、保健師、助産師、診療放射線技師、臨床検査技師、理学療法士、作業療法士、視能訓練士、歯科衛生士、歯科技工士、義肢装具士、臨床工学技士、あんまマッサージ指圧師、はり師、きゅう師、柔道整復師、言語聴覚士、救急救命士。整体やカイロプラクティック、またいわゆるクイックマッサージの類は国家資格ではない。

と不安になるのです。それで、精神的なものを解決しようと思うならとりあえず心理学関係の本を読まなくっちゃと思いまして、入門書的な本をいろいろ読んでみるのですけれど、どうも私の不安は理論と当てはまらないように思えました。それで実地で訊いたほうがいいだろうと思って、心理学関係の大学に行きます。でも、それも結局、どうもなんだか違うみたいとなってしまって。そこで私の悩みは宙ぶらりんになってしまいます。ですが、そこで出会った人たちのおかげが大きいと思うのですが、その、悩みにわーっと集中していたエネルギーがいったんなくなります。それで、精神的にしんどかったのはともかくとして、とりあえず、私はなんの仕事をしようかなという、ふつうの大学生的な就職の話になります。

神田橋　それは、あの……心理学的なところに入るときは燃えてるわけでしょ？　それがどのくらいで冷えたの？

白柳　入学してすぐです。入学してすぐに受けた臨床心理の講義で、そのときの先生は臨床心理士でしたが、最初の授業で開口一番、「ここは人を治すための人を育てるところであって、自分が治りたくて来る人のための場じゃないですから」って言われたのです。

神田橋　ほぉー。

白柳　でその瞬間、私は「出ていけ」と言われているのだなと思って、ここで私の問題は解決できないのかな、とがっかりします。ただ心理学への興味は続いていましたのでその先生の授業はずっと受けるのですが、授業を聞いていると、ひとりの人間がひとりの人間を立ち直らせるために、ものすごい苦労をするものだとわかってくるのです。で、それだけの苦労を自分でするなんて、プロでもない私には無理だな、と腑に落ちてしまって。

そこから別の先生――社会心理学で集団心理とかを扱われている先生の講義がおもしろくなって、突然乗りかえて自分の悩みも気にならなくなります。そして、それはそれとして、私は何の仕事をしようかな、となります。

神田橋　ところで実は、私は小中学生くらいの頃から、自分の手の感覚がいいことには気がついていました。たとえばどういう……？

白柳　私の母が「肩がこった」と言うでしょう。それで肩を揉もうかとなるでしょう。そのとき、父が母の肩を揉むときには、わりと力任せにぎゅうぎゅうするんです。私は小学生とか中学生なわけですけれど、あきらかに触るべき場所がわかって、弱い力で、父よりは小さい手で、合っているところをほぐせている感じがあったんです。「ここがしんどいでしょ」と触ると実際に「ああ、そこ効く効く」と言われる経験をしていたので、今後、私に何も取り柄が見つけられなかったら、手先の感覚の器用さを商売道具にしよう、するしかないなと思っていました。だから、心理学は自分のために勉強したくて行ったんですけれど、心理学で食べていく気ははじめからなくて。それで今度は自分の仕事のために手先の感覚の器用さでやっていこうかな、と。それで、とくに興味がありましたので、鍼灸[50]の学校に行こうとします。

神田橋　大学は卒業してから？

白柳　はい。大学を卒業したら就職せずにそのまま鍼灸の学校に行くわ、と言っていたのですけれど、鍼灸の学校は当時すごく入りにくくて。目の見えない人の職を奪ってはいけない、ということで学校の設立制限をしていたらしいんです[51]。で、案の定、試験を受けて落ちて。じゃあどうしようとなって、作業療法士[52]をしようかな、と思い

(50) 鍼を打ったり灸を据えたりする治療法。はりときゅう（※１）。
(51) 箕輪政博・形井秀一「あん摩マツサージ指圧師、はり師、きゆう師学校養成施設の変遷と現状　特にその創立期に着目して」（『全日本鍼灸学会雑誌』第五六巻四号、六四四―六五五頁、二〇〇六所収）を参照。
(52) 作業療法は、農耕・畜産・園芸・手芸・木工などの適当な作業を行うことにより、障害者の身体運動機能や精神心理機能の改善を目指す治療法の一つ。リハビリテーションの一環として行われる。作業療法士（ＯＴ）は、この作業療法を医師の指示のもとにより行う者で、国家資格となっている（※１）。

ついて。作業療法士の学校は堺にもありますので、あそこを受けようかな、と一年受験勉強をして、一次試験は受かって。そうすると〝作業療法士をしている私〟が急に現実になってきて、「私、ほんとに作業療法士がしたかったのかな？」と考えたら「したくないなあ」となって。

神田橋　そうだねぇ。

白柳　その状態で二次試験に行ったらやっぱり落ちて。それでまたどうしよう、となった時点で「カイロプラクティック(53)をしてみたら？」と言ってくれる人がありまして。カイロプラクティックは公的な資格がありませんので、カルチャーセンターよりはもうちょっと学校、みたいな専門学校になるんです。そこに入って、二年勉強して卒業します。

神田橋　カイロは、いろいろ流派があるんだよな。

白柳　はい。アメリカのカイロプラクティックの流派だけで何百とあって、有名なのだけで二百でしたか、ちょっと数字は忘れましたけど相当あります。私が学校で習っていたカイロプラクティックというのはオーソドックスなものから始まっていましたけれど、そこを卒業してからすぐ仕事を始めます。それでこれは、仕事を始めたらすぐにわかることなのですけれど、一回お客さんが来られますよね。「どこがしんどいですか？」、「肩こりです」。それで習った技術でせっせせっせ施術して、「どうですか？」、「すっきりしました」。でお金をいただく。お客さんは帰られます。また来週、予約を取られます。で「どうしました？」、「肩こりです」。また私がせっせせっせ施術して、「すっきりしました」とお金をいただいて、帰られて。で、また来週来られて「肩こりです」と言われた瞬間に、「私これ、いつまで続けるんだろう？」って思ったんです。

神田橋　そうだよなあ。

白柳　そりゃ「すっきりした」と言ってお金を払っていただけるわけですから、それはそれでいいですけど、私がカイロプラクティックをしようと思ったときに想像していたのは、症状が、何かしらきっちり改善していく、体質というか身体の形というかは変化させられるものだと思っていたのです、技術に対して。それが、私の仕方ではうまくできなくて、どうもこれだけじゃあダメなのだな、と。でもこれは学校の先生もおっしゃっていたことで、学校で習うのは最低限の基礎だ、と。学校を出てからみんな、どんどん勉強していくものだと言われていましたから、とりあえず、いろんなことを勉強しはじめます。

神田橋　たとえばどんな?

白柳　「たとえば」は後で否定するんですから言わずにおきます。私にはそれらの技術は合わなかったのだ、ということで。

神田橋　ボクは、あなたの道が開けるのは筋力検査(54)だと思うんだけど、そこにたどりつくところを知りたい。

白柳　はい。結局そのあと一年間くらい、早いときでは二週間ごとに技法が変わるくらい、いろんな技術を試しまくっていました。そのころ来てくださっていたお客さんは、私がそんな状態で模索していたのをご存じで、「このあいだのではうまくいかなかったから新しい技術を勉強しました」、「また新しい技術を勉強しました」と言って、ころころ技法が変わることを、呆れつつおもしろがってくださっていました。

(53) 十九世紀末にアメリカで創始された神経機能障害に対する治療法。脊椎の歪みを整え、神経機能を正常化させ、組織や器官の異常を治す(※1)。

(54) 一般には整形外科やリハビリテーションの現場で使われる筋力の強弱を調べるための検査(たとえば握力や背筋力の強さを測るなど)をいうが、ここでいう筋力検査はそれとは異なる。『アプライド　キネシオロジー　シノプシス』(デービッド・S・ウォルター著、栗原修訳、科学新聞社出版局、二〇〇〇)によると、「筋が生み出す力を検査するものではなく、神経システムによる筋の機能コントロールを検査するもの」であり、「機能神経学としての筋力検査」と呼ばれている(二頁)。

神田橋　そのときに、その技術を入手する手づるは何かあるの？　学校？

白柳　基本的に本です。カイロプラクティックのなんとか技法みたいな本がいろいろあるので、買ったり、図書館で借りてきたり。学校で基本は習っていますから、じっくり読むと、どういう技法かはわかるわけです。この技法はこの問題に注目して、それでこういう技法を展開しているのだな、くらいの把握ができればもう、本を読んだだけで使えないとわかるのもあるし、使ってみて効果がよくないというのもあるし、使ってみて効果があった気がするからもう少し続けてみたけれどその奥が深まらないからダメだとか。私が投げだすレベルはいろいろあったわけですけれど、とりあえずまあ、目につく技法はいろいろいろいろ試してみて。それを一年続けました。

　でその時点で、自分がしたいと思える、自分が満足できる結果の出せる技法が私には見つけられませんでしたので、もうこれはあかんな、と。私がしたかったこととカイロプラクティックというのとは、モノが違っていたのかもしれないな、と思ったのです。

神田橋　だけど……もう開業しているわけだ。

白柳　そうです。だから一年目でやめようと思ったんです。でもそう思ったところに、私の学校時代の同級生が、「ある先生がＡＫ[55]の技法を教えてくれることになったから来ないか」と呼んでくれます。そしてこのＡＫというのが、私が在学中から「これを勉強したい」、「何かこの技法には心惹かれるものがある」と言っていた技法なんです。

　それで、もうやめようかなと思っていた仕事ですけれど、「ＡＫなら行きたい！」という話になって、セミナーに申し込みます。これが筋力検査を使う、アプライド・キネシオロジーという技法との出会いです。

神田橋　Oリング(56)の大村（恵昭）(57)先生は、そこから借りてきているんですか？
白柳　いや、関係ないみたいですけど……。
神田橋　Oリングの本を見るとなんだかそんなようなことが書いてあったけどね。(58)
白柳　あ、そうですか。Oリングは勉強していないので、正確に知りません。調べておきます。
　Oリングの筋力検査は母指対立筋を使うでしょう。AKの筋力検査は、どの筋肉でも使うんです。ですから全身の、いたるところの——といっても全身の全部の筋肉ではないですが、さまざまな筋肉を使ったさまざまな筋力検査の仕方をセミナーでは練習します。
神田橋　ボクが何かの本で見たのは、こうして腕を挙げてするやつしか見なかったけど、いろいろな筋肉であるの？
白柳　いろいろな筋肉であります。僧帽筋の検査とか、上腕二頭筋の検査とか。AKという技法は、教科書が電話帳三冊分くらいあるような流派なんです。でその電話帳の中身が何かというと、あることを調べたければこの筋肉を検査に使うとよいとか、別のことを調べるにはこっちの筋肉を検査に使うとか、この筋肉のはたらきが悪けれ

(55) アプライド・キネシオロジー（応用運動学）と呼ばれる、カイロプラクティックの流派のひとつ。一九六四年ミシガン州デトロイトのGeorge Goodheart.D.C.が始めたもので、身体機能を評価するシステムをもつのが特徴（註54の本より）。
(56) 被験者に親指と人指し指で輪をつくってもらい、検査者は自身の両手でその輪を開こうとする。その開きやすさ・開きにくさを手掛かりにして、正常・異常、あるいは適・不適を調べる検査。大村恵昭が考案した。正式名は「バイ・ディジタルO-リングテスト」（大村恵昭『図説 バイ・ディジタルO-リングテストの実習』医道の日本社、一九九七〈第五版〉より）。
(57) 一九三四〜。日本大学電気工学科の医学進学コースを経て、早稲田大学理工学部応用物理学科を一九五七年に卒業。同時期に在学していた横浜市立大学医学部を一九五八年に卒業。その後、アメリカに渡り、主にそちらで活躍。九三年にはアメリカで「バイ・ディジタルO-リングテスト」の特許を取得、日本でも弁理士を通じて特許取得している（註56の本より）。
(58) 註56の本の、八、一二頁に確認できる。

ばこの栄養が不足しているとか、そういうのが全部マニュアル化されています。でも私は筋力検査が、相手の身体に何かを尋ねて、イエスかノーで答えてもらう検査であるのなら、マニュアルは要らんのじゃないかと思ったんです。

神田橋　そこ、だなあ。そこがボクとおんなじなんだ（笑）。

白柳　横着なんですよね（笑）。私の場合は、マニュアルを全部覚える能力も根気もないんです。

それで、ＡＫのセミナーに初めて行ったときに筋力検査はこういうものですよと習って、私はどうも相性がよかったのかして、二、三回セミナーに通っているうちにそこそこ使えるようになります。それで早速、現場ではんばん使いはじめます。

神田橋　ばんばん使うって、いろんな方法を使っていたの？　具体的にどんなふうに使っていたの？

白柳　具体的に……いま考えると、実はもうこのころから徐々に私は、正規のＡＫから外れた仕方をするようになっています。ですからここからはＡＫでいう筋力検査ではなく、「関節検査」とでも呼びかえることにします。で、話を続けますと、まずは、どこに施術すればいいかなあ、と探していました。どこに施術するかを関節検査で調べていくと、施術すべき場所だけは見つけられるのですけど——。

神田橋　筋力検査改め関節検査でそれを見つけるのは——、もうちょっと素人の読者もわかるように言うと、どんなにしてわかるの？　どこに施術すればいいかな、は。

白柳　これは私なりの説明になりますけど、筋肉には、関節を動かさないでおこうというはたらきがあります。動かさないでおく、と言うとちょっと違いますが、関節は、常にある一定の筋力で支えられていないとダメなんです。でないと脱臼しますから。

神田橋　そりゃそうだ。そうでないと、ただの積み木だ。骨だけだったら。

白柳　はい。うっかりぶらんと手を下げていても腕が抜けたりしないのは、筋肉がある程度の力で常に縮んでいて、関節を支えているからです。その「ある程度の筋力」のことを――、ぶらんとしている関節を維持するはたらきのことを「筋トーヌス(59)（あるいは簡単にトーヌス）」と言いますが、関節検査は、その筋トーヌスを使ってする検査です。

ある姿勢をしてもらった状態で、こちらがその姿勢を軽く押しても、筋力がまともにはたらいているあいだは、姿勢は動きません。でも、何かの操作を加えてから押すと、同じ軽い力で押していても、姿勢が動きます。トーヌスのはたらきが一時的に混乱して、関節が支えられないからです。そして、この動く・動かないを分ける操作のことを、身体にとって有害な操作だと判断するのが関節検査の要点です。

神田橋　なるほど、そうだね。

白柳　トーヌスがはたらけなくなる混乱状態は永久的なものではなくて、しばらくのあいだ続くだけです。その限られた混乱状態のあいだに、加えた有害刺激を帳消しにするような有益刺激を加えると、トーヌスはすぐに回復します。

神田橋　なるほど。

（59）骨格筋の絶えず不髄意に緊張した状態をいう。筋トーヌスの異常は亢進と低下があり、亢進はさらに痙縮と固縮がある。なおトーヌスとは、自律神経遠心性線維が一般的に安静時においても常時低頻度（毎秒一～数回）で自発的にインパルスを発射し、支配領域の内臓機能の緊張を維持していることをいう。トーヌスは自律神経系の中枢の支配を受けて増減し、それによって効果器の機能が興奮と抑制の両方向に調整される（※5）。

白柳　操作のない状態でトーヌスが正常にはたらいていることを確認する。これが一回目の検査です。二回目の検査では、トーヌスが混乱する操作を探します。身体にとっての「悪い刺激」の検出です。そしてそこからもう一度、トーヌスが改善するような操作を探して見つけるのが、三回目の検査です。ですから関節検査というのは、三手順が一セットです。

具体例で言うと、たとえば、ある人の右肩がこっているとします。そうしたらまずどこか、適当な関節を支える筋肉（正確には筋肉群）のトーヌスを測って、その筋肉が正常にはたらくことを確認しておいてから、右肩に接触します。すると、たしかに右肩がこっているからトーヌスが落ちて関節が動く。そこで、それを改善するためにどこに施術したらいいだろうと探して――、たとえば右手に接触してトーヌスが回復すれば、施術は右手にすればよい、と判断するのです。

神田橋　それは……、しかし、どこに有益刺激を与えるかは、どうやって見つけるのかな。

白柳　検査をしながら身体のあちこちを手で触る、という作業をひたすらくり返して、それで筋力の変化するところを探します。ぶらぶら動く関節を軽い力で押してぶらぶらさせながら、反対の手であちこち触って、ぴたっと動きの止まるところを探すのです。

このころの私はまだカイロプラクティックの流れで作業をしていましたので、処置としてはカイロプラクティック的な施術をしたりしていました。ですが実際のところ、何が原因で身体が不調になっているのか、何をどうすれば根本的な改善につながるのかはわかっていませんでした。なんでここがしんどくて、あそこに施術しなきゃいけないのかなあと不思議に思いながらも、どうも、「自覚的にしんどい場所」と「施術しなければならない場所」とは、ずれるらしい、と、それだけは気づいていました。

それであるとき、右足が痛いというお客さんが来られます。右足が痛い、右足が痛いとしきりに言われるのですが、見ると、歩くときには左足を引きずっておられます。それで「あなたは右足が痛いというけれど、引きずっているのは左足だと知っていますか？」と訊くと、「知らん」と言われます。引きずっていることもどうやら気づいておられないらしくて、「右足痛い、右足痛い」と言われますので、私はずっと右足に施術していました。

でも、あるときから私は、痛くないほうの左足が気になりはじめます。たぶん、検査をして反応があったのだろうと思いますけれど。それでずいぶん経ってから「左足に施術させてほしい」とお願いします。ですが、この時点で私は、お客さんから見切りをつけられていまして「ここでは痛みが取れないからもう来ない」と言われていました。それを無理やり、「もう一回だけ（といっても回数券一組分。五回つづり！）施術させてほしい」と頼みこんで。右足が痛いと言っている人の左足に施術させてもらって――。

神田橋　どんなにして？　施術は？

白柳　ええと、……関節検査で触るところを見つけて……、あのときは何をしてたのかなあ、たぶんですけど、手でごりごりこすって、こりをほぐす、みたいなことをしていたんだと思います。

神田橋　触れば、ここはなんとなく不自然な状態、というのはわかるんでしょうね？

白柳　ん――……そんなにわかっていないと思います。検査で見つけて、見つかったからここに何かあるんだろうな、くらいなもので。もちろん、こりの固まりのようなものは、触ればわかります。一応、そういう仕事はしてきましたから。探すことは探せます。ですが、こりの固まりなんて、丁寧に探せば山のようにたくさん見つかるのです。

大切なのは、その山のようなこりを、どの順番でほどいていくか、です。だから、関節検査が必要になります。

こりを見つけるためよりも、どの順番でほどくかを判断するためにです。いまの例の右足が痛いお客さんのときには、たぶん、検査でこりを探していって、左足にこりの固まりがあるなとなって、このこりの固まりをほぐせばいいのかな、みたいな感覚で、ごりごりほぐしたりしていたんだと思います。

神田橋　「まあ、してみよう」だね。

白柳　はい。それでそんな感じの手探り状態をずっとしているうちに、どうやら私はむかしの古傷ばっかり触っているみたいだな、と気づきます。

神田橋　それは……相手から話を聞いてそうなるのかな。

白柳　そうです。たとえば右肩がこってます、と来られた人に検査をして、右足首から問題が見つかったとします。そこで、「どうやら私は右足首に施術をすることになりそうですけれど、右足首に何か心当たりはありますか?」と訊くと、「あ、むかしそこ、ねんざしました」とか、何かしら、むかしの古傷と一致するのです。それでどうも、ケガをすることが何かの引き金になっているのじゃないか、と思うようになります。

ところで、先のＡＫセミナーに行きはじめるのとちょうど同じときに、私は、たまたまタイミングが合って、太極拳を習いに行きはじめます。それはもうほんとにたまたま、突然思いついて習いはじめるのですけど、その先生がものすごくいい先生だったのです。神田橋先生は太極拳をされるからご存じでしょうけれど、重心を右足から左足に移したときに、膝が入ってはダメでしょう。膝の向く方向と爪先の向く方向とが同じであること、合っていることが太極拳では大事なのですけど、私がある動きで方向転換をすると、常に膝がずれるんです。で、私のお師匠さんという人はそこに注目されて、注意をくださいました、「あなた膝が入っている」と。でもすが私は膝を入れた自覚がありませんので、「え?　入ってますか?」と答えたら、「鏡の前でもう一度してごらん」と。それで鏡の前でしてみたら、たしかにふりむく動作に合わせて膝が入っていくわけです。それで困ったな、と思いまして。その先生に、「膝を入れている意識はない。でも自然に膝が入っちゃう。本来の太極拳の動作目的は、この場合『左を向く』ことで、そのとき『膝を入れるな』という指示は入らないはずだ。重心をこういうふうに移しながら左を向くと必ず膝は入りません、というのが本来で、でも私の膝は、その同じ指示で自然に入ってしまう。だったら、その場合は、新たに『そのとき膝を入れるな』という指示をつけくわえてもいいのでしょうか？」と訊いたんです。そうしたら先生はしばらく考えられて、「要らないな」と言われました。

神田橋　新たな指示は要らない、と。

白柳　はい。ですから自然に左を向いて、自然に膝が入ってしまう場合は、「膝を入れずに」という意識は追加せずに、「入ってしまう」ことを確認するしかしようがないな、という話になったんです。ただその先生は、ふだんの指導では当たり前に「膝入ってる！」とか言っておられるんですけど（笑）、私がそこを詰めてお訊きしたときには、指示に「膝を入れずに」は要らない、あくまで「左を向く」という動作の流れで、膝に対しての意識は追加しなくてよい、と。

そのときに私が思ったのは、膝を意識しなくても、自然に膝の位置が合う人と、自然に膝の位置がずれる人とがいるとするなら、結局のところ、人は「筋肉は思うとおりに動かせる」と思っているけれども、実際は動かせていないじゃないか、と思ったんです。

神田橋　思うよなあ。そうだそうだ。

白柳　だからコップを取ろうと思ったときに、コップを取るためにはたらく筋肉のことを思い通りに動く筋肉――随意筋といって、心臓みたいに自分の思い通りにならない筋肉を不随意筋というけれど、個別の筋肉で考えれば、すべて不随意筋なんだわと思ったんです。ある関節を動かそうとかある目的を達しようと思ったときに、身体が勝手に筋肉を選んで組みあわせて、それらしい動きをつくっているだけの話であって、この筋肉、あの筋肉を随意に動かせているわけではない、と。

そんな具合で、太極拳教室では、随意じゃない状態で筋肉は思いどおりにならないし、施術の現場では、右足が痛いと言いながら左足が動いていない人がいるしで、私たちが「わかっている」と思っていることのほとんどは実は「わかっていない」なんじゃないの、と思うようになりました、漠然とですが。

神田橋　その先生は、膝が入っていることを修正するんでなくて、膝が入っているということを知っているだけでいいと言われたの？

白柳　いや、「もうしょうがないですね」って言われたんです。

神田橋　そうなの。ボクは知っとるだけでいい、気がついているだけでいいというのがすばらしいような気がした。

白柳　そこまではおっしゃらなかったですね。でもそこで「膝も入れないでおこう、と思いなさい」とはおっしゃいませんでした。それは、「膝を入れないでおこう」とあらたな意識を追加すると、次は違う形に身体が崩れることになるからと言って、ナシにされたんです。

神田橋　そう、崩れるよね。そこがもうすばらしいよね。

白柳　でしょう！

神田橋　それをなんとかちゃんとしようとすると、全体が崩れるんだよね。ダメなんだよなあ。

白柳　そうなんですよね。

神田橋　それがいまの、発達障害でも教育でもむちゃくちゃになってるんだよな。「静かにしなさい」とかな。――まあいいや、話が飛んじゃった。

白柳　そんなわけで、太極拳をすることとで、身体は思いどおりに動かないことがわかって、また、お客さんを見ていて、どうも当人が思っているしんどい部分と、こちらの考える身体の具合の悪い部分というのは一致しないことがわかって。それで私は、「結局のところ、身体が不調になるというのはどういうことなんだろう？」という基本の部分にもう一度――、自分のなかのいちばん根本的だった疑問に戻ってしまいます。

そこであらためて「自然治癒力[60]ってなんだろう？」と考えると、キャノン[61]の『からだの知恵[62]』という本があるんです。むかしの、いい意味での古い生理学の本なんですけれど、ホメオスタシスとかを言いはじめた本です。血圧が一時的に上がってもある範囲内に戻そうとするはたらきがあるとか、血糖値なんかもそうですけど、行きすぎても行きすぎないところまで戻す、下がりすぎても下がりすぎないところまで戻す、そのはたらきそのものがホメオスタシスであり自然治癒力である、と書かれているのを読みまして、「でも、じゃあそれって結局、生きているということそのままじゃないか」と思ったんです。

(60)（※5）によると、自然治癒には三種の意味がある。①生物に本質的に備わっている治癒への傾向および治癒への自然的努力。主として結合組織による組織の修復機構や各種の免疫機構によるはたらきをいう。②創傷の治癒をいう。③自然療法の用語で、人為的な治癒を加えず、患者自身がもつ回復力による治癒を待つ方法。患者自身の回復力を補うための、運動・安静・食事・入浴あるいは必要時の漢方薬投与までをこの治療に含める場合が多い。一般に、民間療法的な場で自然治癒力といわれる場合には、③の意味で使われている。

(61) Walter Bradford Cannon　一八七一～一九四五。アメリカの生理学者、医学博士。造影剤を用いて、X線を胃や腸の観察に利用した最初の人。内分泌腺と情緒の関係を指摘するなど、多くの業績がある。また、ホメオスタシスの概念を提唱した。著書に『消化の機械的要因』『苦痛、飢え、恐怖、および怒りに伴うからだの変化』『研究者の道』などがある（註62の本より）。

(62) W・B・キャノン『からだの知恵　この不思議なはたらき』舘鄰・舘澄江訳、講談社学術文庫、一九八一。

神田橋　うぅん。だよなあ。

白柳　生きているというはたらきそのものを、わざわざ「自然治癒力」という呼び名にしているのであれば、自然治癒力が低下しているから肩こりだとか、自然治癒力が低下するから冷え性だとかいうのは、言い換えると、「生命力が落ちていますよ」という話でしかない。そして生命力が下がっているから身体が不調になるというのは、これまた、そのままの話だから、それを改善するためにどうしよう、と考えるなら、その問いは、「何が生命力を下げたのか」という話にしかならない、と行きつきます。

それで、この「何が生命力を下げたの?」という問いを考えるために、自然治癒力を低下させる原因といわれるものをいろいろ見ていくと、冷えだったり血行不良だったりという話で。でも冷えというのは、自然治癒力の低下の結果でもあるわけです。体温が下がっても、上げるはたらきがはたらかないから、下がりっきりになっている。この場合、冷えたことで自然治癒力がさらに低下することはあっても、それ以前にすでに自然治癒力は低下している。低下しているからこそ冷えたのだから、と。そんなふうに考えていくと、「ものすごく強力な外力」以外は、身体の自然治癒力というか生命力を下げることはできないだろうと思いました。

「ある一定の範囲内に保つこと」ができなくなるようなシチュエーションが起こらないことには、自然治癒力は下がらない。それを前提に考えると、自然治癒力を下げるのは、強力な外力しかない、とたどり着いて、そしてその「強力な外力」というのと、「お客さんの古傷に施術している」というのと、そのへんのことが全部、なんとなく自分のなかで重なってきて。結果的に、外傷を受けることで何かしら身体は変形を起こして、その何かしら起こした変形が、身体全体の、本来のバランスを損なってしまうから、本来のバランスのもとでの血流、その人なりの血流が、阻害される。そうして、自然治癒力というか生命力は低下するのだな、と。そういうふうにしか、もう結論が出せませんでした。

神田橋　そうね。つまり、その強力な、というのをもう少し丁寧に言い換えると、「改変不可能な」だよな。

白柳　――そうですね。改変というか回復というか、ですね。

神田橋　な。改変可能であれば自然治癒力が改変するんだよな。

白柳　そうなんです！

神田橋　改変不可能な、何か。それは、大きくなくてもいいんだよな。小さくても、押しても引いても動かないようなものであれば、それはもう強力なんだな。自然治癒力の――、改変ということを主たる使命としている自然治癒力にとっては、改変ができないということが著しく強力なんだよな。それをみんな、覚えてほしいなあ。――それでまだ、いまのところはさ、まだカイロの世界に近いところにいるでしょ。

白柳　そうですねえ、まだそうですね。……でもこの時点でとりあえず、むかしの古傷が問題だ、むかしの古傷に焦点を据えればいいのだということが自分のなかでは腑に落ちましたから、ＡＫを紹介してくれた同級生に会いに行って、「わかったわ、結局、大事なのはケガなんだよね」という話をしかけます。でも、相手がきょとんとしているのを見て、それで私は、（あれ？　違ったかな？　どうやら私の考えていることは、もう、ＡＫの流れから外れてしまったのかもしれないな）と思って、それで一冊目の本を書こうと思います。

神田橋　うん。――だけど脈(63)や、経絡《けいらく》(64)みたいなものが出てきていないよ。それらが入ってきて、何かが整っていくんでしょう。

（63）中国医学の診断技法である「証」の、重要な部分を構成する要素が「脈」。「脈診」はその脈を診察するための技法（※４）。
（64）生体の気が体内を循行する経路のこと（※４）。

白柳　あ——忘れてた！　それ——、それはどの段階で勉強したかなあ……。

神田橋　いろいろ模索しているあいだだろう……。

白柳　そのとおりです。——関節検査って、「ここに問題がありますよ」というのはわかるのですけれど、そのすぐ横にもっと大きな問題があっても、「あっちのほうが大事ですよ」とは教えてくれないんです。ですからたとえば、右手の人差し指に問題があることがわかっても、実はもっと大きな問題がすぐ横の、右手の中指にあるとはわからない。それはあらためて右手の中指を検査しないことには見つけられないんです。

で、その当時の私は関節検査自体がいまよりもっと下手でしたし精度も悪かったですので、おおざっぱな探し方ができませんでした。ですから検査で右肩がこっているのを確認して、その右肩を改善するためにどこに施術したらいいかなと検査するときには、全身を調べなければなりません。でも理想はそうでも、毎度毎度、全身を調べていたら時間が足りないわけです。だからとりあえず右肘に問題を見つけたら、とりあえず右肘に施術するか、右肘よりもっとすごいところを探すために、もっと全身を検査するか、そこで決断しないといけません。

結局、関節検査というのはものすごくミクロな検査なのです。ある一点が、問題があるかないかは教えてくれるけれど、全体でみたときに、どこにいちばん大事な問題があるのかは教えてくれない。だからもうひとつ、マクロな視点で、人間の身体を見れる技術がいるなと思って。

神田橋　そうだよなあ。

白柳　で、そのときに、全体をみている技法とはなんだろうと考えて、わからないなりに、中国医学ならしているかもしれないと思って、そこで経絡を勉強しはじめます。

神田橋　それは具体的にはどんな勉強の仕方をしたの？

白柳　『黄帝内経《こうていだいけい》』(65)を読みました。あ、違います。最初は「鍼灸」と「中国医学」と「東洋医学」で、図書館で検索したんです。大阪府の中央図書館にも本はたくさんあるのですが、その当時は大阪市の中央図書館が好きでしたので、そこに行って「鍼灸」、「中国医学」、「東洋医学」で検索をかけて、出てきた題名を頭から順に読んでいきました。それで、なんとなくこれ私に近そうと感じるものをどんどんピックアップして、最終的に十三冊にしぼりこんで借りました。で、その十三冊の中にたまたまあったのが、岡部（素道）(66)先生の本だったんです。『鍼灸生活五十年』(67)という――。

神田橋　『鍼灸の真髄』とかいうあれね。あれはいい本だよなあ……。

白柳　でしょう！　あれを読んで、もう……抜けたわけですよ、ぱーんって。

神田橋　あー、ボクはねぇ、到達した人はこんなにわかりやすく書けるんだって――。

白柳　ね！　ね！　すごいでしょう！　――それで、あの本を読んで、私はやっと読みたかった本に会えたと思って。それで、経絡とはこういうものか、とか、気の流れってこういうふうに解釈するのか、となって。またその途中で、ツボ(68)が私の施術に役に立つんだろうかと考えて、一時期、ずうっとツボの勉強をしていましたが、どうも私

(65)『黄帝内経』は中国医学の古典的名著で、『素問』『霊枢』より成る。どちらも基礎理論を説くが、『霊枢』のほうがより鍼術に詳しい。撰者は不明。白柳が読んだのは、「黄帝内経素問」（藪内清　小栗英一訳『世界の名著12　中国の科学』中央公論社　一九七九所収）。

(66) 一九〇七～一九八四。鍼灸師。東京鍼灸医学校講師、「新人弥生会」（現経絡治療学会）会長、日本鍼灸会理事（のちに会長）、北里研究所付属東洋医学総合研究所鍼灸部長、日本経絡学会会長などを務める。著書に『鍼灸折々の記』、『鍼灸経絡治療』、『鍼灸治療の真髄』（すべて績文堂）など（岡田明三監修『名人たちの経絡治療座談会』医道の日本社、二〇一五より）。

(67) 正しい書名は、岡部素道『鍼灸治療の真髄　経絡治療五十年』績文堂、一九八三。

(68) 経穴あるいは気穴のこと。経穴は経絡の門戸にあたる。気に起こった変動は経絡の変動となり、その門戸である経穴上に反応点が現われるとされる（※４）。

がしていることとは合わないことがわかりまして。それですぐにそれは全部忘れて、ただ流れ（経絡）は読むのに要るから、経絡図は手元に置いて。五臓の色体表[69]とかは、まあなんとなく係わるような係わらないようなだけど、そこそこは頭に置いておいて。脈診、望診などの四診[70]は、私にも使えますのでちゃんと練習して。脈診は一時期、相当にこりまして、脈の読み方とかもかなりいろいろな組み合わせ方でしていました。それこそ、ここと ここが母―子関係[71]だからとか、ここここで相克[72]が起こっているからとか、だいぶあれこれ考えましたけど。

神田橋　やってたねぇ。

白柳　もう忘れましたけど（笑）。結局、そこまでするほどには、脈と私の施術との対応関係は見つけられませんでしたので、いまは、全体の状態の、バランスがとれているかどうかを調べる程度に使っています。

そもそも私が経絡を勉強したのは、「右肩がこってます」と言われたときに、経絡の流れを考えて、右肩であれば右の中指はどうだろうとか、そういう関連を読むことで関節検査が具合よく進められるだろうかと思って始めたんです。あのころよりは関節検査が上手くなったいまとなってみれば、脈診で予測を立てる必要は感じませんが、一応、あの当時はそのようなことを期待していました。経絡自体はよくできたものですので、いまも、状態の理解には使っています。

神田橋　そういう東洋医学系だな、それは全部本だけで勉強したの？

白柳　本だけです。生きているお師匠さんはいません。鍼灸は、鍼灸の学校に入って資格をとらないと、「鍼・灸」という技術自体が使えません。ですから、セミナーとかで習うことは難しいんです。

神田橋　あれは国家資格？

白柳　国家資格です。

神田橋　なるほどねぇ……。これでボクが、あなたの技術の今日《こんにち》を理解するための資料はだいたいそろったかな――。あ、あとひとつだけ。なんでボクと出会うんかな（笑）？　出会ってみると、あまりに考えている道筋が近いんだよ。

白柳　そうなんです。一冊目の本を書き上げた時点で、自分のなかで理論的な整理はほぼついたと思っていたのですけれど、実は、「ケガをすると身体が変形する」の、変形の中身がわかっていませんでした。そしてそれとは別に、本を書き上げたころから使う道具がどんどん変わっていきます。最初は指で施術していたのですけれど、それでは相手の指には施術ができません、私の指が大きすぎて。それで指じゃダメだわとなって、指圧棒を使ってみたり、お箸を使ってみたり、ポンチ、釘締め――大工さんの道具ですけれどそれを使ってみたり、キリを使ってみたり、どんどん変わっていきます。そして道具が変わって、施術の精度が細かくなっていくにつれて、だんだん皮膚の深さとか浅さとか、方向への要求が細かくなっていきます。

神田橋　何が細かくなっていくの？

白柳　むかしはですね……ここに固まりがあるな、じゃあその固まりを指で押さえて、ごぉりごぉり、と剝がす格好でした。でもその指やら指圧棒でするごぉりごぉりは、ごっついもので無理やりこじる作業です。それが、だんだん道具が繊細になって細くなっていくと、どういう方向と深さで、どれくらいの力で押せば、より効果的にほ

（69）五行配当表ともいう。東洋古代の思想体系である五行説を、医学の面に応用したもの。経絡や感覚、組織や顔色、味の好みなどさまざまな要素・事象を五つに分類して、その対応関係を示す（※4）。
（70）望、聞、問、切の四つの診断法をまとめて呼ぶ。望は視診、舌診、聞は聴・嗅診、問は問診、切は脈診、腹診などを指す（※4）。
（71）脈診における解釈の仕方のひとつ。
（72）脈診における解釈の仕方のひとつ。

どけるかという話が――。

神田橋　それそれ、効果的に、というところ。あ、これ効果的だ、というのは何を感じるんだろう？　症状が取れるということの前に、これだ、ここだ、あたった、という感じがあると思うの。

白柳　あのー、鍋の焦げつきがあるでしょう。鍋の焦げつきをこそげとるときに、ある方向からだととりやすいけれど、ある方向からだと撫ぜてしまって、あんまりとれないことがあるでしょう。撫ぜてしまってとれないか、あるいは逆毛になってとりやすいかという違いを、指で施術しているときはわかりませんでした。でもそれが道具が細かくなると、こっちのほうが引っかかり感がいいぞ、みたいな――。

神田橋　そうすると、いまは竹串を使ってるでしょ。串のいちばん最先端のところに、感覚がある感じがしない？

白柳　どー…でしょうねぇ……串に感覚があるというよりは、串に逆らっている左手に感覚があります。

神田橋　逆らっている……あああ、はぁ。

白柳　右手で串を支えるでしょう。串の先は癒着[73]を押さえていて、その押さえている部分を、揺らしにいく左手のほうが、ここだ、ここがいいって感じます。

神田橋　ここが、っていうのは串の先端じゃないの？

白柳　うーん、串の先端と――、ええとですね……、串というのはどちらかと言うと押さえているだけです。それでその押さえっぷりに対して、こちらから力をかけたほうがその串によけい抵抗が、よいようにかかるか――。

神田橋　それそれ、串に抵抗がかかるという、かかっている抵抗は、串を持っている右手に感じない？

白柳　いや、でもねぇ、左手って感じがしますけどねぇ。

神田橋　ふーん、そこが違うな……。鍼灸で「得気《とっき》」[74]っていうの、知らない？　気を得るっていう。ボクはいま、あれにちょっとこってるんだよね。こうして鍼の先で探っていてね、ぱっと「来たっ！」ていうときにはね、この鍼の先から私のなかに気が流れて、ボクの身体全体の気の調和がね、すーっとするのよ。でそれが、確実に鍼の先がツボをとらえた瞬間なの。それと同じようなことが、串の先に起こるかな、と思ったんですよ。

白柳　ないんです。自分でしていて、鍼と違うという意味でおもしろいのは、左手がどれだけ活きるかなんです。右手だけで施術するときというのもたしかにあるのですけれど、そしてそのときはおっしゃるとおりに串の先に感覚があるんですけど、両手を使って施術しているときは、あきらかに愉しんでいるのは左手です、「よっしゃ！」と手応えを感じているのは。

神田橋　そうするとね、串でこうして押していくでしょ。そして左手でこう動かしてますよね。動かしているときに、この串をのけてみるとね、ああ、串はやっぱり補助だな、と感じますか？

白柳　ウン、と思います。

神田橋　そうですよね！　だから、左手でこう全体に、そこの癒着の部分を剥がしているんだけど、ここに補助的に串をちゃんと当てておくと、動きがよくなるのね。

白柳　そうです、そうです。

神田橋　それはやっぱり、得気とぜんぜん違う。

(73) ※1によれば、「粘膜や漿膜（しょうまく）など分離しているべき身体の組織面が、炎症などのためにくっつくこと」。白柳の整体用語では、外傷により壊れた細胞・組織に対する生体の応急処置として瘢痕組織（註88参照）がつくられるが、その瘢痕組織が分解・解体されないまま残っている状態を指す。

(74) 刺鍼時に発生する特殊な感覚。鍼響。鍼のひびき。得気には、患者が感覚するものと施術者が鍼を介して感覚するものとがある（※5-2）。

白柳　そうですね。だから先生が施術されているのを私が手伝うときでも、私が右手を、串を担当して、先生に左手をお願いするよりは、私が左手を担当するほうがいいと思うのです。それは、先生が右手の感覚を味わわれるからではなく、右手が引き受けた感覚を、今度は先生の左手が再現するために、使えると思うのです。

神田橋　そうね。だからそこで、ツボ療法(75)と完全に分かれるわけだよね。

白柳　そうですね。そうです。

神田橋　それでやっぱりツボ療法は気(76)の世界のもので、あなたのこれは身体の――。

白柳　ハイ、筋肉とか皮膚の話なんです。

神田橋　肉体のね。

白柳　それで、話を戻すと――、ええと……結局、中国医学を勉強して、一冊目の本を書いて、そのあとくらいから、だんだん、これは、ケガの痕で変形していると思っていたけれど、変形しているのではなくてカサブタなのだな、ということがわかってきます。

神田橋　そうですねぇ。

白柳　それで身体の内部にできたカサブタが、癒着という形で身体を変形させてしまうものであるとするなら、癒着をほどいていくことが、身体をもとの状態に近づけていくことになるのだな、と、そこまで納得します。そしてこの時点で私は、自分の技術は完成したと感じます。技術の、理屈の部分は。技法はまだもっと洗練されていくでしょうけれど。実際、このときはまだ竹串は使っていませんし。でもとりあえず理論は完成したなと思ったんです。

で、そのあとに興味が湧いてきたのは、お客さんの施術をしているときに、何人かの方から、「いま古傷の場所を施術された瞬間に、そのケガをしたときの痛みがよみがえってきましたのです。たとえば「鉄柱が当たったときの恐怖と痛みが、シュッとよぎりました。でもシュッとよぎってなくなりました」と、そんなようなことを言われるようになって――。

白柳　そういえば、とかね。そういえばそんなことあったな、とかね。

神田橋　そうそう！　で、それを聞いて、人間の記憶というのは、身体に宿る部分があるのじゃないか、と思いはじめます。そして身体に宿る部分があるとするなら、そしてまたたとえばＰＴＳＤ(77)とかが、身体の記憶と引っかかって起こる部分があるとするなら、精神的な治療だけでなくて、身体を立て直していくことで、要は身体の記憶を解放していくことで変わる部分があるのじゃないか、――果たしてあるのだろうか、と考えはじめます。

神田橋　うん。うん。――ちょっと脱線するけど、ボクはいまフラッシュバックの脳を直接に癒す方法を開発中なの。

白柳　ああ、「頭を抱える」気功ですね。私のほうは、いまは恐怖とか緊張の感覚をおなかの施術で改善できないかと模索中です。――それでそのころからＰＴＳＤの本をいろいろ読みだします。ヴァン・デア・コルクさん(78)――

(75) ツボ（＝経穴）に施術する療法。鍼灸がその代表。経穴への施術は、経絡の気血の変調を是正するもので、そのとき、経穴は診断点であり治療点でもあるとされる（※５）。

(76)「形なく働きあるもの」（※４）とされ、中国医学における治療あるいは調整対象となるもの。

(77) 心的外傷後ストレス障害。一九八〇年にＤＳＭ-Ⅲの中に、不安障害の下位カテゴリーとして登場した概念。従来の外傷後神経症、戦争神経症と関係する。特異的な症状として侵入的思考、過覚醒、フラッシュバック、悪夢、睡眠障害、記憶と集中力の変調、驚愕反応などがあり、その症状はストレスが誘発する脳の構造と機能の変化の表われであるとも考えられている（※５）。

(78) Bessel A. Van der Kolk　一九四三～。医学博士。マサチューセッツ州ブルックリンにあるヒューマン・リソース研究所病院のトラウマセンター所長。ハーバード大学医学部助教授。トラウマ性ストレス研究国際学会元会長。トラウマへの適応に関して、発達的な観点および生物学的な観点から精力的な研究を行っており、特にトラウマ性の記憶に関する研究については第一人者である。ＤＳＭ-ⅣのＰＴＳＤに関するフィールド・トライアルにおいては研究員として中心的な役割を果たした（註79の本より）。

ＰＴＳＤの大家らしいんですけど、その方の本を読んだりしていると、ＰＴＳＤとか戦争神経症、鉄道脊椎症なども読んだりして、それで、そこから私はジャネを読みはじめます。

ＰＴＳＤの大家らしいんですけど、その方の本[79]を読んだりしていると、ＰＴＳＤとか戦争神経症[80]、鉄道脊椎症[81]などの話をごく早期にしていたのはジャネだ[82]、という記述が出てきます。それで、そこから私はジャネを読みはじめます。

で、それと同時に、そのころ来られていた小さい子どものお客さんで、二歳のころから施術させてもらっていた子なんですけれど、その子が、幼稚園でわりとやんちゃだったわけです。ですけれど、施術を進めていくうちにその子が、どんどん落ちついてきます。もともとってもはしこい子で、頭のいい、むちゃくちゃオモシロイ子なんですけれど、かなり、こう……、周りを見る余裕がなかったようなところがあって。たとえば幼稚園の先生が「みんな、ハイ並んで」と言っているのにひとりだけ飛び出して行っちゃうみたいな、ちょっと秩序から外れたみたいなところがありました。それがこのところずいぶんしっくり落ちついてきたというような話を聞いて、発達障害にも、身体から変わる部分はあるのだろうか、と考えはじめます。と言っても、この子が発達障害と診断されていたわけではないのですが。

子どもがゼロ歳のころからずうっと経験し蓄積してきた、「脳みそが身体をコントロールする」というはたらきが、途中で身体にケガをすると、ちぐはぐになるんじゃないだろうか。いままで組み上げてきた脳みそのプログラムと、ケガをした後の筋骨格系・運動器系のプログラムとでは、調子が合わなくて、本人にとってはいままでより身体の使い勝手が悪くなる、ということもあるんじゃないだろうか。

ＰＴＳＤのことを勉強しはじめたときにはジャネにたどり着きました。ジャネという人は、私の理解では、人間がしんどくなったときには、身体側から立て直していく方法と心側から立て直していく方法とがあって、自分は心側からしか立て直さないけれど、あくまで人間というのは身体をもったものだよ、と。そして個性というのは身体に宿るものだ、と、そういうような考え方をずっともっていた人です。

初めてジャネの本を読んだときには、私が思っていたことを真逆から考えている人に、やっと出会えたと思いました。いままではそういう考え方をしている人に出会わなかったので、このへんの考えはどう整理したらいいんだろうとひとりで思っていまして。それでジャネに出会えて感激したんです。そしてそれと前後して、発達障害のことを勉強しはじめると、今度は、先生の『発達障害は治りますか？』に出会います。

神田橋　ああ、そこで出会うわけ。はぁ…ん。

白柳　はい。それで「発達障害は治りますか？」ってちょうどおんなじこと考えてはるわ、と思って読みはじめたら、わりとにぎやかな本で。それで私の恩師に、いまこんな本を読んでいたんですよ、この神田橋さんという人なら、私の疑問に答えかヒントをくださるか、それ以前に、ともかく話を聞いてくださるかもしれない、みたいなこと

(79) ベゼル・A・ヴァン・デア・コルク、アレキサンダー・C・マクファーレン、L・ウェイゼスほか編『トラウマティック・ストレス　PTSDおよびトラウマ反応の臨床と研究のすべて』西澤哲監訳、誠信書房、二〇〇一。

(80) 戦争に参加する兵士に生じる心因性の症状を総称する名称。現在の診断体系に照らせば、兵士に発生するPTSDに対応するものの、現在のPTSD概念よりはるかに広い症候群を指して使われてきた。ドイツの医師 Honigmann が第一次大戦前に兵士の症状を一般の外傷神経症に類するものと考えて命名した。大戦勃発後は英語圏を中心に「シェルショック」が使われたが、大戦後半になって「戦争神経症」の総称が一般化した（※3）。

(81) イギリスの外科医 Erichsen（一八六六、一八八六）によって提出された概念。鉄道脊髄（脊椎）症、脊髄震盪は、脊髄の震盪によって発症すると考え、不安症状は身体の器質的障害の徴候であるとした。これに対し彼の同僚である Page（一八八五）は、その起源は心理的なものであると反論した。症状としては鉄道事故後の易疲労感、虚弱感、恐怖症的不安、過覚醒、侵入的想起などがある（松下正明ほか編『臨床精神医学講座　S6巻　外傷後ストレス障害（PTSD）』中山書店、二〇〇〇より）。

(82) Pierre Janet　一八五九〜一九四七。フロイトとともに二〇世紀初頭における力動精神医学の生みの親とされる。若くして哲学の教授資格を獲得したが、後に精神医学に興味をもち、ヒステリーや催眠について研究を行い、『心理学的自動症』（一八八九）の業績に至った。ヒステリーと精神衰弱の分離、解離の機制についての理論を深め、また外傷記憶やその反復としての症状の形成についても論じ、現在の外傷理論のさきがけとなった（※3）。

を話しましたら、「手紙を書けば？」と勧められました。それで、ほんとに手紙を書くとなると、もうちょっとしっかり本を読んでおかないと頼りないわという話になって、先生の本をだーっと立てつづけに読ませてもらって。それでようやく、「身体がしんどくなることで発達障害が起こるとか、逆に、身体を立て直すことで発達障害が回避できるとか、そういう可能性はあると思われますか？」という手紙を書きます。

神田橋　ああ、そこで出会うわけね。

白柳　はい。

神田橋　あー、それで納得できた。しかし……出会う前から近いねえ。

白柳　そうなんです、ハイ。

神田橋　ところで『人間脳を育てる』(83)というのはどう？　花風社が今度出した本だけど。

白柳　原始反射(84)を扱った本のことですか？　私は読んでいませんけど。

神田橋　原始反射というか——、爬虫類の脳があって、哺乳類の脳があって、人間の脳があって。(85)それで爬虫類の脳の欠陥部分を人間の脳でなんとかつじつまを合わせようとするからいろんな症状が出てきているんだ、というような、まあ、かんたんに言うとそういう論で。だから爬虫類の脳の修正——、それを原始反射とかそういうことでするんだけど。——そのもうひとつ下にあなたの身体の論が出てきやせんかな？

白柳　………わからないですねぇ。私が受けもつ整体の範囲は……、これは私が想定しているモデルですけれど、遺伝子が、身体を設計しました、と。それでその遺伝子どおりに、というと正確じゃないかもしれませんが、設計図どおりにつくられているとすると、その人なりの身体のつじつまは合っている、と考えます。そしてその人なりにつじつまの合った身体であれば、その人なりにつじつまの合った自然治癒力をもっている、と。それは、胎児期なり生後なりに外力で何かしら損なわれない限り、その人なりの自然治癒力でその人なりのバランスは保たれている。だから生前・生後にくずれた部分を立て直せば、本来の自然治癒力に戻っていくでしょう、というのが私のしている範囲です。

先生のところで勉強させていただいたり、杉山（登志郎）先生のところで勉強させていただいたりしてわかったことは、発達障害のなかに、あきらかにケガが由来ではないな、私の手には負えないな、とはっきり直感する場合が少なからずあったことです。ですから、身体の論が出てくるか、と言われるとわかりません。だったら、じゃあそれは、「爬虫類の脳が」という説明が正しいのか、あるいはもっと違う形の説明理論があるのか、と訊かれると、それも私にはわかりません。

神田橋　ウン。わからんよな。ボクもわからん。わからんけども、なんらかの仮説をつくることによって、何かトライする方法が——、技術のアイデアが出ればいいよねと思って。

白柳　私はねー、たぶん、そこが先生とずれるところなんです。私はやっぱり……プロとして言ったことの部分は、まちがえていないと思いたいんです。

神田橋　ウン。

白柳　だから、できるかどうだかやってごらん、というのは、プロじゃない部分に関しては言ってよい気がするし、

（83）灰谷孝『人間脳を育てる　動きの発達＆原始反射の成長』花風社、二〇一六。

（84）新生児期に固有にみられ発達とともに消失していく反射。脳幹部下位中枢の機能が胎齢とともに発達し、出生後加齢とともに消失していく。吸引反射（吸啜反射）、把握反射などがあり、筋トーヌスの所見と合わせて神経学的診察に利用される（※5）。

（85）灰谷さんご自身による明確な定義は見つけられなかった。共著者である浅見淳子さんが、「爬虫類・魚類の脳＝脳幹、哺乳類の脳＝大脳辺縁系、ヒトの脳＝大脳新皮質」とする図を載せられている。

試すのもおもしろいと思うのですけど、あくまで自分が整体の専門家です、という顔でしゃべるときには、これはまちがっていないという私なりの確信があってから言いたいんです。

神田橋　そこがボクと違うね。

白柳　はい。……私は、これは自分自身の考え方ですけれど、してもムダとわかっている努力ならしたくないんです。その代わりに、ムダじゃなさそうな努力を探すために時間を使いたい（笑）。

神田橋　ボクは、して、ひどく悪い結果になりそうでないことならなんでも試してみたら？　また何かいいことが見つかって面白いかもね、と思うんだ。そこが少し違うな。

白柳　そうですね。

神田橋　あなたの辞書には面白半分ってのがあんまりないな。

白柳　プロとして薦めるときには。ハイ。自分勝手に何かする分にはありですけど。

神田橋　ボクの内側は、プロからアマチュアから子どもまでが常にいっしょに、ごちゃまぜに動いているから。

白柳　やっぱりそこは、藁にもすがる思いでいる人に、藁を投げかける振りをして藁でないものは投げたくないな、と思うのです。だから慎重になります。「藁じゃないよ、藁じゃないけど試してごらん」と言うときには、相当、「藁じゃないですよ」と言います。

神田橋　ああ、ああ。ボクはたいていのことは「藁だよ」と言って投げる。

白柳　ワカラン（笑）。私はそこは、ようせんですねぇ。

神田橋　試してみたら結果はわかるよ、というような気分ですね。そこが違うね。……あぁ、だけどこれは、どこからいちばん違いが出てくるかというとね、いちばん最初から、ボクはあんまり苦労していないんだよね。

白柳　苦労？

神田橋　苦労。——はじめは愉しく生きてる。で、だんだん苦労している。それだと思う。「自分はどんな仕事に就いたらよかろうか？」って熱心に悩んだりさ、するようなそんな道は通ってないから。

白柳　その差、ですかねぇ？

神田橋　うん、その差だと思うけどな。かなり体質的には近いんだよね。何か、たしかでないものは落ちつかないって感じだよね。で、あなたはたしかなものを追求していく。で、ボクは、なんにもたしかじゃないよ、ということで遊んでいるというか、ね。だから処理の仕方が違うんだな。

ところで、ボクに「自然治癒力というのは、とりあえず折り合いをつける作業である」という考えが出てきたのはあなたと逢ってからだよ。自然治癒力というのは、よい方向に行くものだというような概念だったのが、とりあえずなんとか間に合わせるものだ、ということに変わったの。

白柳　ふー……ん、それは、必ずしもよい方向には行けないからですか？　自力では。

神田橋　うぅん、うん、行けないだろうけど……。そのように考えるとね、自然治癒力が悪いことをするとか、結果的には悪いことをしているとか、そういうようなことの説明もできるなあ、と。

白柳　自然治癒力は悪いことをしていませんよ。

神田橋　だって、たとえば——免疫系[86]が過剰にはたらくとか、皮膚の修復機能が過剰にはたらいてケロイド[87]ができる、

(86)免疫系は生体が自己にとって健全な成分以外のものを識別して排除する防衛機構。細菌感染の防御のようにリンパ球が生産する抗体による体液性免疫と、移植片に対する拒絶反応のようにリンパ球自身が対象を攻撃する細胞性免疫とがある（※1）。免疫が過剰にはたらいて生じる問題には各種アレルギーや自己免疫疾患（慢性関節リウマチなど）などがある。

(87)火傷や切り傷のあとなどにできる瘢痕組織（註88参照）が過剰に増殖し隆起したもの。蟹足腫（かいそくしゅ）（※1）。

とかさ。

白柳　ケロイドは、皮膚の修復機能ですか？

神田橋　傷口の修復機能の……何か、アクセルとブレーキがちょっとうまくいっとらんよな。で、少し削っておいて、ケロイドは削っても削ってもまたもとどおりになるから、それをステロイド軟膏で抑えたりして。それでなんとか次のケロイドができないように治療したりするんですけどね。これも、もともとは自然治癒力であったものが、なんか、どこかでブレーキがおかしくなったとか。

白柳　たとえば――、そんなお客さんが私のところに来られたとして、きちんとできるかどうかは、ケロイドをなくせるかどうかは保証できませんけれど、たとえばの話、ある人の肘のところにすごい癒着があったとします。もうずいぶんむかしの古傷で。そうすると、その癒着のせいで、手首部分の皮膚は慢性的につっぱっているわけです、肘側にひっぱられますから。

　その状態の人が、手首に何かしらケガをしたとすると、治癒しようとしても、手首の皮膚はもうすでに、つっぱっていますから、つっぱって、皮膚の層が薄くなっているところへケガをして、その傷を埋めなおしたいけれど、つっぱっているものだから、必然的に、隙間気味の形でしか治せない。そして、その隙間気味のところから滲出液を漏らさないためには、瘢痕《はんこん》(88)をつくって、薄いのでは頼りないからもっと厚くして、と、そんな状態になるとケロイドになるでしょう？

　そもそも肘に癒着のあること自体が、すでにもう身体のはたらきを損なっているわけです。手首の傷痕がケロイドになったとしても、それは、手首の部分だけに注目して自然治癒力が不十分だとか悪いことをしているというのではなくて――。

神田橋　いやあ、違う違う、いまのあなたの説明で、よくわかるの。ちょうど、肘の癒着と手首のケロイドとで折り合いがついているわけよ。折り合いがついて、ケロイドががんのようにどんどん大きくはならなくて、ある大きさでつりあって、止まっている。そういうのを折り合いがついたって思うんだ。

白柳　あ、じゃあ悪くしているのでなくて、つりあいがとれているということで。ああ、なるほど、なるほど、わかりました。

神田橋　そうすると、自然治癒力という言葉がいままでの、何かすてきなふうなことでなくなって。メカニカルな概念になって、納得できたというのは、あなたと逢ってから考えたことなの。

白柳　ふぅん……。

神田橋　それまでは、「自然治癒力」というのは、説明概念としてはちょっと甘かったの。「とりあえず折り合いをつける」とすると、ボクが前から考えていた、「生命体は複雑系である」ということと相性がいいわけ。それで『精神分析ノート』が、かなりすっきりなった。

白柳　ふぅーん、そうなのですか。私は……先生とお会いしてから変わったことって……技法的なことで言えば、道具が竹串に替わりましたけど――、技術的なバージョンアップみたいなものはあっても、根本的に整体の技術が変わったものはないですね（じっさいは視診の工夫・腕前が格段に向上しているのですが、この発言のときには忘れています）。それより、接客の部分の変化が大きいです――って、それはそうですよね、心理屋さんにお会いしているわけですから（笑）。

（88）火傷や外傷・潰瘍などの治ったあとにできる傷あと。組織の欠損部に増殖した肉芽組織が古くなって線維化したもの（※1）。

神田橋　それは――いままで身体と会っていたのが、いのちと会うようになったような感じはある？

白柳　？

神田橋　身体といういのちと会っていたのが、心身一如としてのいのちと会っている、という感じに変わったかもしれない……？

白柳　私にはいい意味で、でもたぶん、先生が聞かれると悪い意味にとられる気はしますけど、「ここは私の範囲じゃないな」という意味での、見極めがよくなりました。

神田橋　ああー、それはいいよ。それはすばらしい。それで、ジャネとおんなじ位置になるわけだ。

白柳　――あ、そっか！

神田橋　ジャネは、もともと人間は統一体なんだけど、身体から立て直す方法は――、私はその領分にはいない、っていうことなんだから。

白柳　じゃあ私は、先生にお会いする前から「ジャネの反対側にいるわ」と思っていましたけれど、お会いしてからなのか……。

神田橋　いや、「と思っていた」が真ん中にくる。「自分が確立した」と言っている人で、「ああ、いまにして思えば私は前からそうだった」と思わない人はね、かぶれてるか洗脳されているかだよ（笑）。ほんとに確立した人は、「ああ、そういえばむかしから私はそうだったわ」。そう思うならば、確立してるんだ。

白柳　えー、でもそれなら私は逆ですよ。「いままではそうじゃなかったのか」と思っているんですから（笑）。

神田橋　ボクはいつでもそうです。ああ、そう言えば、私は子ども時代に戻っただけだ、と思うんです。で、そう思うたびに確立していく。子ども時代に思っていたことは正しかった、って。だからあなたが、指先で生きる仕事をしようと思ったのは、あなたには正しかったたってことだよね。
白柳　そうですね。それはそうです。
神田橋　であとは、それのまわりにいろいろ付属物がついただけで。
白柳　先生は——、先生は、ご自分で心的なことも身体的なことも立て直したいと思われるでしょう？
神田橋　うーん、ボクは身体的なことは、本来、興味はなかったよね。
白柳　そうなんですか？
神田橋　ウン。興味はなかったけれども、自分の身体的なものにはめちゃくちゃ興味があったよね。身体が弱かったから。それが他人の身体にも広がったんだよね。
白柳　はぁー。
私の仕事は「身体への施術」ですが、ときどき、私としゃべって「元気になったわ」式のことを言われることがあります。でもいくらかの人に対しては、私が妙な形で揺さぶってしまったのだろうなと思うことがあります。これは……どうしたものなのでしょう？　揺さぶらないようにもっていくほうがいいのか……。先生の場合は、揺さぶった後に抱えられるでしょう？
神田橋　うん。
白柳　でもその抱えるは、私にはできません。それなら私のところで揺さぶらないほうがいいのか、それとも——。
神田橋　いや、抱える分は、身体を施術することで、すればできると思うけど。
白柳　施術しながらお客さんとしゃべっているでしょう。で、たしかに施術している部分は、おっしゃるとおり抱えているることになると思うのですけれど、言葉の部分で揺さぶってしまうと、言葉の部分で抱えることが必要になってくるように思うのです。

神田橋　……まもなくできるようになるよ。

白柳　まもなく（笑）。なんで、まもなくなんですか？

神田橋　いや、まもなくできるようになるっていうのはね、あなたが〔まとめ〕に書いていたけど、身体にも心にも使える言葉をしゃべるようにすれば、身体の施術で抱えることのできるような、身体の揺さぶりしか出てこないから。

白柳　では私は、いまはまだ身体の言葉と心の言葉を分けてしゃべっていて、しかも、心の言葉に標的を置きすぎているということですか？

神田橋　そうですね。だからさ、自分は身体側にいるから、心のほうにもメタファー（隠喩）としてつながるけれども、本来は身体の言葉である、と思える言葉でしゃべるようにすればいいんだ。

白柳　ふう…ん。心的な話を、してこられるお客さんがいるわけです、施術中に。たとえば、学校のことで悩んでいてね、という話をされたとするでしょう。でもこれって日常会話のレベルで、心的な話に入っているでしょう。

神田橋　うーん……学校で苦労している人、というのはだれ？

白柳　あ、いまのはすみません、完全にたとえで出しただけで、具体的な人は想定していません。

神田橋　じゃたとえば学校で苦労しているのが子どもさんだとしたら、親御さんに、「その子が学校から帰られたときに、お風呂にすぐ入るとリラックスするかな」とか。

白柳　苦労していると聞いても、苦労の話に焦点を合わせるのではなくて、身体をゆるめたら楽にならないかな、という話にするということですか？

神田橋　うん。「やっぱり、苦労しているお子さんは、朝、出ていくときにも肩に力が入ったりするように、見ていて見えますか」とか。「よし、と張り切って行ってるんでしょうね」とか。そんなふうに言うことで、お母さんが、子どもの学校での苦労を身体のレベルで、少しでもサポートしてやろうというような意欲や感覚が育つようにしてやれば、いいよ。

白柳　ふぅー……ん。「職場のAさんとBさんがね」とか言われても、たとえば「その二人の様子を見ていたらあなたの肩こりがきつくなりますか」という話で応えるのであって、AさんとBさんの話に私が巻き込まれないように、ということですか？

神田橋　そう。巻き込まれないように。「いまの話を聞くと、Aさんはなんだか固い人のようだけれど、見たところ、身体も固い感じですか」とかさ。全部、こちらの領分の言葉に、置き換えて。

白柳　ん──……。結局そうしたら、私がいいように巻き込まれているということですか？

神田橋　そうですね。

白柳　そうかぁ……。いや、なんか私が悪いんじゃないかなあと思っていたんですよね……。

神田橋　悪くはないんですけど。まだ技術が──そこまで広げるための、その領分まで踏み込むための、心向けの技術がまだ整理されていないから。そこに入ったばかりのときは素人だから。

白柳　ハイ、そうです。

神田橋　そこに入るときも、身体の施術をしているプロフェッショナルとして入っていくようにすれば、できると思うけどな。

白柳　──すごい！　そうですね。

神田橋　そうするとジャネに近づくよ。
白柳　（苦笑）――はぁー……。

3章　観察する、感覚する　〈二〇一六年九月六日〉

白柳　初回の対談でお見せした〔まとめ〕は、私が先生の診察に陪席していて、先生はこういうことをしていらっしゃるのだなと私なりに理解したものをまとめたものです。ですからこの〔まとめ〕で使っている言葉のいくつかは、もちろんご本を参考にしていますが、内容は私の観察がもとになっています。それで今回お話をお聞きするにあたって『精神療法面接のコツ』を読みなおしました。そしてこのプリントに抜けていたのが、言葉として足りていないのが、「抱え」[89]と「揺さぶり」[90]だなと気づきました。

神田橋　そうだね。

白柳　はい。で、今回はその「抱え」と「揺さぶり」、それと「愛着障害」、「発達障害と双極性障害」、「適応障害」の三つの概念についてお聞きすると、一応、先生の考え方の大枠がとれるかな、と考えました。

(89)『精神療法面接のコツ』では主体を囲む保護環境として定義される。具体的には、精神療法では、主として治療者と患者でつくる関係をいう。

(90)『精神療法面接のコツ』によると、抱えられたなかで主体の治癒は進んでいくが、停滞あるいは一種の平衡状態に陥ったときに用いられる刺激役のこと。平和を乱す、一種の必要悪。

そしてさらに、心理士や精神科医の方数人に、技法的にはどんなことを訊いておくとよいか相談させていただくと、「診察中の先生には、何が見えているのか」とか、「治療のゴールとして一瞬一瞬何を目指しているのか」とか、そんな質問をちょうだいしました。後のほうの質問は、大きな治療方針で言うと、患者さんに沿って、患者さんだけに注目する仕方と、患者さんもご家族も含めてもう少し広い範囲の関係に注目する仕方があると思います。そのどちらの立場を採るかによって、目指すことはきっと変わるでしょう。

神田橋　うん。

白柳　ある程度、患者さんにもご家族にも我慢する部分があって折り合わせていくべきだとするか、あるいは患者さんがのびのびできればそれでいいとするか。のびのびできればなんでもいいとだけ考えれば野放図になるかもしれないし、でも折り合えとだけ言えば、我慢を強いることになるかもしれない。さまざまあるだろう振り幅のなかで、何をゴールとするのか。ゴールとまで言わなくても、その都度その都度の判断目標を何に置いておられるのか。そういったことを教えてほしいと言われました。

あと、「先生の技術を習得しようと思っても、何から勉強すればよいかがよくわからない」というご意見もありました。だから、「どこから手をつければいいか、その順番を教えてほしい」と。

これは、私の技術を考えるときにもそうなんですけど、結局、私はカイロプラクティックの知識と中国医学の知識と西洋医学の知識、それらを全部ごちゃまぜにして自分なりに消化して、それで自分の技術を組み上げました。鍼灸は、「鍼・灸」という道具を使ってする治療法であり、治療理論ですから、私の技術を理解するためには、必ずしも中国医学の全体をまるまる勉強する必要はありません。でも、かといってまったく知らなくていいとも思えない。じゃあカイロプラクティックと中国医学と西洋医学、どれから順番に、どの程度まで勉強すれば、効率よく私の技術の全体が把握できるのか、というと難しい。いったん組み上がったいまの私の技術をとりあげて、何から学べばわかりやすいのかは、うまく答えるのが難しいんです。

神田橋　難しいね。

白柳　はい。それであるお医者さんは、先生がむかしに書かれたカルテをご覧になっておられまして、極めて「ふつう」の精神科医の時期を丁寧に過ごされた後で、独自の仕方にたどり着いておられることがよくわかった、はじめから変わったことをされていたわけではないのだ、とおっしゃっていました。

「いわゆる〝ふつう〟の精神科医の仕事を丁寧に積み重ねてこられたなかで、なじまない技法なり理論なりを捨てて、合うものを取り入れて、ということをされているから、できあがったものを見ると、何から学べばいいのか、何から手をつければいいのかがわからない。けれども、結果的には、ひとつひとつのことをきっちりしてきたに過ぎない、そういう部分があるように思う」とそんなようなことを言われました。

ですから当初私が思っていた、大枠を了解すれば大丈夫という見通しは、心理士さん・お医者さんの要望とは、ずれていたのだな、と納得しました。

神田橋　そうなんだよ。難しいね。

いま、思い返してみると、当時、主流になっていた、オーソドックスな精神医学と技術。それを身につけて、それに沿って動いていくことをしながら、自分のなかに湧いてくる異和感、ね。異和感にとてもとらわれていたような気がするね。そして、異和感というものにとらわれていたというと、異和感は、揺さぶるわけだよね、自分をね。

白柳　はい。

神田橋　それで、まあ、みんなに議論をふっかけたりなんかする——。そうすると、議論につきあってくれる集団があるんですよ。仲間とか、先輩・後輩とかね。それが、「抱え」の原型だよね。「おまえの言うことも一理あるな」とか、「だけども——」とか、相手をしてくれる。封殺せずに相手をして、「違う」と言ってみたり賛成してみたりして、ごちゃごちゃごちゃごちゃやってくれるなかに漂っている「抱え」という雰囲気がある。それが原型だろうと思う。

そしてその原型が、ボクのなかでうまく作用していってたのは、実はそういう「抱え」のなかで、ごちゃごちゃ言いたいことを言って、はみ出したりなんかしながらも抱えられているという場のありよう、というのがボクにとってはもともとなじみ深いものだった。そこが、愛着障害の人の不幸とつながる。たとえそういう場が設定されても、それがもともとなじみ深くないと、新しい体験、はじめての体験になるから、今度はそれは「揺さぶり」になるわけだ。

そういう構造なんだと思うね。だから、——いま技法的なところがある程度完成してきたボクから言うと、ともかくその人が、その患者さんが、小さく自由に動けるような雰囲気を設定する、と。「なるほどね」とか、「それは一理あるね」とか。それから向こうが議論が好きだったら議論の相手になったりとか。調子を合わせるということが、「抱え」になるよね。

だから向こうにとって、すでに体験記憶のなかに存在しているもの——、それと、さして異和感のないような場を設定する。そういうことが「抱え」なんだ。

「受容」ということを言うでしょ。受け入れる、の受容。その「受け入れる」という言葉が、少し粗雑に使われているんだろうと思うの。「受け入れる」をやめて、「なじみやすい」に替えたほうがいい、と思う。

白柳　それは「抱える」に対してですか？

神田橋　うん。「受容」という言葉と「抱え」がほとんど同じ意味のように受け取られているけど、「抱え」とは、向こうの持っているさまざまな対応のテクニックというか対応の習慣というか、習慣パターンが、使いやすいような場を設定することなんです。それが「抱え」なんだ。それで、慣れ親しんだ状況——、状況とは正確に言うと、その個体も含めた、その個体が入っている状況ですよね。それが慣れ親しんだ場であればあるほど「抱え」なんだ。あと、「抱え」のなかで、慣れ親しんだ場であればあるほど、その人らしさが展開していく。展開していくと、本人のなかに変革していこうという志向性があらかじめあるとすれば、自然に変革が起こってくる。

白柳　それは、その人らしさのなかに「変わりたい」という欲があれば、変わりたいという欲ごと、自由にできるということですか？

神田橋　はい。でそれを見守っているというふうになると、ほとんど、植物に適度の水と適度の光を与えているのと同じような感じになる。

白柳　うーん……。今回、『精神療法面接のコツ』を読みなおして、私自身が先生にしていただいた治療的な対話のことを思いました。これは〔まとめ〕にも少し書きましたが、ある人がものを言うでしょう。それに対して応える側というのは、かなり、発言者というか場の雰囲気というか、そういうものによって、期待されている応えの幅が決められているのだと思うのです。

たとえばワタクシが何かを言う。それに対する応えは、そうとう意外なものも含めて、ある程度、場に規定されている。そしてその規定された応えのなかでも、「ありきたりな応え」から、「ありきたりでない応え」までグラデーションがある。一般的な対話では、そのグラデーションのなかからしか応えは返せない。だけど、そのグラデーションのなかでも、とくにワタクシが見ている世界の——窓のようなイメージでとらえていたのですけど、ワタクシに見えている風景——視野ですね、と、その視野のなかでもとくにワタクシがどこを見ているか、つまり焦点とを一致しさせた形で応答されると、ものすごく抱え的に感じるのだと思いました。

神田橋　そうでしょう！　そうです。

白柳　でも逆に、たとえばワタクシの窓枠からはギリギリ見えない景色のことをポンと返されると、ちょっと予想外ですし、予想外ではありながら合っていることを言われていると、「揺さぶり」になるのだと思いました。

神田橋　ウン、そうです。

白柳　合っていないと感じることを言われてしまうと、わからん人だなと、「わからない人」扱いをしてしまうこともあるでしょうが。

神田橋　ほんとは、自分がわかってないんだけど。

白柳　あ、でもそこは境界が曖昧になるでしょう。自分がわからないだけか、相手が本当にわからないことを言っているのか。窓枠といっても、あくまで「窓」が成立する範囲であって、あまりに窓から外れたことを言ってしまったら、それはもう窓じゃないよ、外よ、という話になるでしょうから。

自分が見ている覗き窓から見える景色と同じものを見て、同じ視野のなかで、あることを語り合ってくれる状況が「抱え」で、そこから少し外れた、少しだけ広い窓の景色を話されると「揺さぶり」になる——。

神田橋　そのとおりだと思います。

白柳　とするなら、先生の技法を継ごうと思ったときに必要なのは、どうやって相手の窓の大きさを見分けているのかだと思います。

神田橋　そこが、操作と診断の関係なんだよね。

白柳　ハイ。――あ、操作してみて外れているかどうかで――。

神田橋　そうです。それでだんだん、向こう側の窓の枠がわかってくる。こちらが操作したりすることを通して――。

白柳　ではたとえばの話、いちばん最初に、患者さんに呼びかけて診察室に入ってきてもらうでしょう。初診の患者さんで。で、入ってこられた瞬間に、まずだいたいどれほどのことを見ておられます？　見ているか、ではなく、まず何を見ようと思っておられます？

神田橋　うーん……私と、入ってくる人との気のなじみ具合だね。

白柳　それは、では完全に先生に固有の指標ですね？

神田橋　そうです。

白柳　ではたとえば、それを別のだれかが継ごうと思ったら、その人なりの気のなじみっぷりの手応えを、まず感得していかないとダメということですね。なじみやすさとか異和感の手応えを、その人なりに。

神田橋　そうです。

白柳　じゃあ、たとえば先生がなじむＡさんを見たときに、Ａさんに対して神経症[91]だなという診断を下すとします。その診断は、ぱっと気がなじむかなじまないかで、もう、「この人は神経症圏」と判断できるのですか？

（91）心理的原因によって惹起される精神および身体の反応で、機能障害を症状とする疾患。発症には性格要因と環境要因が関与している。精神症状の中心は不安で、身体症状としてはいわゆる自律神経失調性の不定愁訴が訴えられる。神経症の分類はそれぞれの研究者とそれぞれの立場や理論によって多岐にわたるため、神経症概念はＩＣＤ-10およびＤＳＭ-Ⅲ以降は使用されず、それぞれ神経症性障害、ストレス関連および身体表現性障害（ＩＣＤ-10）、気分障害、不安障害、転換性障害、身体表現性障害（ＤＳＭ-Ⅲ）などに分離、分類されている（※５、３）。

神田橋　……なじめば、もうそれで、ある診断は湧きますよね。なじまないときには、なじまない場面に提示する全体のボクのふるまいや何かの雰囲気に、いくつか、なじまないとき用のセットがあらかじめあるんだよ。そのどれを提示するかは、——だいたいいまは経験的にもうわかるけど、まあ初めのうちは、そのどれかをさーっと提示する。その提示と、向こうが合えば、あ、この領域だな、と。

白柳　では、まずは、なじむ・なじまないで二つに分けて、なじむパターンの人はなじみ組。なじまない人には試験対応A、B、C、Dのパターンを合わせてみて、Cに合ったなとなったら、「試験対応Cのタイプ」と判断されるのですか、乱暴に言うと。

神田橋　はじめからなじむ人は、人間関係で読んでいくよね。なじまない人に試験対応のセットを試してみるときは、「技術者としての私」の感じだよね。なじむ人については、ボクとの人間関係のなかにいて、次の手順に進めばいいなとなる。

白柳　人間関係になじむ人と、なじまない人とのあいだに、決定的な診断の違いがまずあるものなんですか？

神田橋　ウン……これからの、診断作業の進め方に決定的な違いが出てくるね。

白柳　では試験セット1（なじむ人版）、試験セット2（なじまない人版）の適用が決まるだけで、試験セット1を使って神経症の診断が下る人もいれば、試験セット2の対応パターンAとかBを使って神経症の診断が下る人もいるというわけですか。

神田橋　そうだね。

白柳　ああ、なるほど。ところで、なじむ・なじまないを決めるのは、診察室に入ってきたときの雰囲気ですか？それは、相手が一言も発していなくてもわかりますか？

神田橋　うん、比較的その判断に影響を与えているのはね、入ってきた人が、ボクがしているのと同じようなことをしているかどうかなんだ。

白柳　ぺこっと頭を下げるとか。

神田橋　とか。まずそれでわかる。向こうが、この医療の場というところに、どういうふうになじむか、もしくは対峙するか。対峙もひとつのなじみの形態だから。それをいちばん大事にするんです。でそれを見極めるためには、いちばん侵襲的[92]でない刺激をはたらきかけとして出すんです。侵襲的でなさそうな、というのはまたパターンになるわけだけれど。たとえば、これは緊張しているなと思うと、「椅子、どこに座りますかね……？　いちばん座りやすいところでいいですよ」と言うと、それを——、言われたことを耳から聞いて、それを選択することができれば、それでもう精神療法になってますし、診断にもなっています。じゃあ、この手でいいな、とか。それ以後は、本人にいつも了解を取って、これこれのことから訊こうと思うけどどうかな、とか言って、ずっと本人の意向が尊重されるという雰囲気を出していく。あるいはまた向こうがこちらと「なじみ」の形で関係をつくろうとする人なら、目が合った瞬間、ニコッとしたりします。

白柳　向こうが？

神田橋　向こうが。そうするとボクは、「あら、遠いところから来たのね」とか言ったりする。

白柳　それはなんでですか？

神田橋　え？　一般社会でなじみの関係のときに、「よくいらっしゃいました」、「どちらからおいでですか」とか、

(92)『ジーニアス英和辞典《改訂版》』（小西友七編集主幹、大修館書店、一九九四）の「invasive」の訳によると、病気などが健康な組織を冒すこと。ここでは、治療者のはたらきかけがもつ攻撃性・有害性をいう。

そういう世間一般の、なじみ関係のときの挨拶をするでしょ。「今日は暑かったですね」とか、お天気の話題。

白柳　あ、そうか。「どれでも好きな椅子をどうぞ」と言っているときは、いきなり選択の話になっていて、世間話は越えているということですか。

神田橋　越えているわけです。世間話どころじゃないです、いま、精神科の診察室という非日常的な場に来ているのですから。そのことへのリアクションが問題なんです。だから、この緊急事態にどう対処していくかを、助けるようにするんですね。緊急事態だからこそ、愛想よくして、愛想関係で「まぁ、いらっしゃいませ」というような感じで関係をつくってそこを乗り切っていこうとする感じの人がいたとしたら、これはこのレベルだなあ、とか。エチケットとか愛想とか、世間話とかがいちばんなじむ人だなあと思って、こちらはそれを出していく。「あれ、今日、大阪から来たの?」とか言って。

白柳　いま先生がおっしゃった二つの対応パターンというのは、――椅子の選択か世間話かという対応は、どちらもなじむ人が相手のとき用ですか?　なじまない人相手のときにも使う――?

神田橋　なじむ人相手だったらもう決まっているんですよ。従来の診断学の本には、なじむ人が相手用の対応しか書いてないんです。

白柳　診断学というのは先生の『追補　精神科診断面接のコツ』のことですか?　ふつうの、いわゆる診断についての本ですか?

神田橋　ふつうの本です。ふつうの本にあるのは、まず精神科医が自己紹介をして、「私は何なにです」とか自分の名前を言って。そして、「今日はどういうことでおいでになりましたか?」とか言って。

白柳　それはなじむ人なんですか。

神田橋　なじむ系の人にはボクもそれでいきます。ここには診察に来て、自分は訴えがあって困ったことがあって、それを伝えて、何か援助をもらおうという、そういう姿勢がすでにできている人には。

白柳　場に対しての緊張よりも、困っていることをどうにかしてほしいという、目的意識がきっちり・はっきりしている——。

神田橋　はい。している人。はじめから場が、こちらはサービス業として何か提供しようと思ってる。向こうもそれを想定してる。だからなじむわけですよね。

白柳　そうか……。おうどん屋さんに来ているのに、どこに座っていいか迷っていることもなければ、店員さんをこの人だれだろうと見ているわけでもなくて、あくまで「おうどんちょうだい」と言える関係ができているかどうかなのですね。

神田橋　そうです。そうだとなじむわけ。もう入口のところでなじむわけ。すると今度は、その次の段階で、人間としてなじむかどうかがまた出てくるけどね。ともかくとっぱなのところはなじむわけですよね。向こうのニーズと、こちらのニーズとが合致するから。

白柳　はい。でも先生がおっしゃった応答のパターンは、それぞれの治療者がそれぞれ自分用につくらなければなりませんね。先生のような年齢、性別、立場の方が言われる言葉と、たとえば私が言う言葉とではぜんぜん重みというか雰囲気が違いますから。

神田橋　ええ、向こうはこっちを見て、ある印象を持っていますからね。

白柳　場自体に自分も含まれますもんね。先生が、先生なりの試験セットで出された神経症という判断と、別の人が使っている試験セットで出された神経症という判断は、内容としてどの程度一致するのでしょう？　自分の試験セットのずれを少なくするためには、ほかの先輩の先生方のセットと実地で照らし合わせて、調整していくことになりますか？

神田橋　そう、でしょうねぇ。そこになると、もうちょっと深い話になるんだけど、ボクの『診断面接のコツ』だったかなあ、「空中に浮かぶ目」[93]というのがあるでしょ。あれが、そこを制御しているんです。ここに二人の関係が流れているよね、それを空中に浮かぶ目が観察して、判断を教えてくれるわけです。私と相手の両方を見ているからです。

白柳　あ、いえ、そうではなくて、たとえば私の試験セットは私の基準でつくっているでしょう？　先生は先生の基準でつくっておられるでしょう？　そのそれぞれの基準で下した判断というか印象が、診断名として一致するかどうかは——。

神田橋　まだ——まだですね。

白柳　まだばらばらですよね。

神田橋　まだですね。

白柳　ＤＳＭ[94]がつくられたのは、それを合わせせましょうという話ですか？

神田橋　それを合わせようというか、判断者間で個体差がなるべくないように——。

白柳　ではＤＳＭが言っている基準と、いま先生が言っておられる基準とは、別物になりますね。

神田橋　別物ですね。

白柳　そこのその……診断名と先生の感触というのは、……どうやって合わせるのですか？

神田橋　まあ診断名は無視してますね。ＤＳＭ、嫌いだから。

白柳　お嫌いですよね。でも、先生用語で病名をつくるわけではないでしょう？　だからやっぱり、ある病像みたいなものはあるのですよね？

神田橋　うん。だからおもてだって診断名を選ぶときには、「まあ、どれにしようかな」と。「これがいちばん近いかな」とか言って。近似的に、とりあえずラベルする。ボクが治療目的のために判断を行うのと、診断名として抽出するラベルとは、できるだけ近いものを選んでいるだけだね。

白柳　ではとりあえずその、入ってきたときのなじむ感じとかなじまない感じとか、その後の試験的対応とかで、印象をどんどん組み上げていって、タイプを細かく振り分けていかれるのだと思いますが、その振り分けていく過程というのが現場のなかでは優先していて、診断名は後でラベリングしていくことになるのですね。

神田橋　そうです。いい例があります。昨日診た人。いまはまだ診断が決まらないので、一週間に一度診ているんです。本当は一週間に二度診たいくらいだけど。その人はね、医学部を卒業して、もうひどいうつ状態でね。重症うつ病(95)で、ボクとのなじみがうまくいかない人なんで、発達障害による適応障害からきているうつ病かなと思って。関係もあんまりよくないもんだから、そう判断してたんです。だけども、薬漬けになっているから、これじ

(93) 神田橋條治『追補　精神科診断面接のコツ』岩崎学術出版社、一九九四、七二頁。

(94) 米国精神医学会作成の精神疾患の診断・統計マニュアル。第一版は一九五二年、第二版は一九六八年に作られたが、一九八七年に作られた第三版から大きな方法論的改革があり、症状記述的、操作的な診断基準の明確化、多軸診断システムの採用、従来米国で重視されなかった概念、新分類名が採用された。わが国でも、ＤＳＭ-Ⅲ以来賛否両論を重ねているが、操作的診断基準のひとつとして広く併用されつつある（※5-2）。

(95) 気分障害の中心的位置を占め、双極性障害（躁うつ病）と対置される。うつ病という時には双極性障害のうつ病期を含めていることもあるが、双極性障害に比し遺伝的要素は少なく、几帳面、義務・責任感の強いメランコリー親和型性格ないしは執着性格と、状況ないしはストレスとの関連が重視されている。セロトニン、ノルアドレナリンなどの神経伝達物質や間脳・下垂体・副腎皮質系の異常などがいわれ、抗うつ薬が有効である（※5）。

ゃあしようがないっていうんで、できるだけ薬を抜いていったんですね。そしたら、来はじめてからもう一カ月半くらいになるけれど、多少、なじみやすい人になったの。

話を聞いても、どこも自然でよくわかる。この人はもう、……七、八年くらい、うつ病ということでいろんなところで治療して、認知行動療法[96]を大学病院で受けて、だけど治らない。ひょっとしたら、双極性Ⅱ型のうつ状態から発していて、そして抗うつ剤を出すもんだから、気分の波[97]が動かなくなって。ずーっと低めの安定状態になっている人ではないかといまは考えています。

だからどんどん診断が変わっていくんだ。はじめが発達障害、それから発達障害の過剰薬物投与という診断が頭のなかにあるよね。でいまは、双極性Ⅱ型の疑い。わずか一カ月半で診断名が変わっていく。

だからこっちがする治療に合わせて、世の中に通用するように診断名を変えている部分もあるよね。

――別の人ではね、うつ病で治療していてね、よその病院で。うつ病で治療していて抗うつ薬か何か出していたら、パーキンソン症状[98]が出てきたんだ。これは、いままで使った薬の副作用としてのパーキンソン症状であろうというので、いろいろ薬を変えてみたけれどよくならないので困って。でボクがその相談を受けたんだけれど、ボクはぱっと見たら脳が見えるから、ああ、これはパーキンソン病[99]だろう、と。

白柳　うつの薬の副作用ではなかったということですか。

神田橋　うん。パーキンソン病なんだよ。パーキンソン病の初期に、うつ状態の症状が出ることは、けっこう常識なんだけれど、現場ではそれが全然頭に浮かばなかった。うつ病として二、三年治療歴があり、まあよかったり悪かったりだった。で、神経内科[100]に診てもらえと助言した。後日、聞いたら、神経内科でパーキンソン病と診断がついて、抗うつ剤は全部やめて、パーキンソンの治療をしているって。

白柳　うーん……。

神田橋　そんな知識は、みんなもっているんだけど、いま目の前にいる人がそうであるということがわからなかった。言われてみて、「ああ、そうか」となるんだ。

白柳　でもたとえば先生が脳みそが見えないとして、その人がパーキンソン病かどうかを診断しようとしたらどうするのですか？

神田橋　それは、あるんだけどね。

白柳　見分け方が？

神田橋　うん。だって神経内科の先生は脳なんか見えない。

白柳　そうですよね。

神田橋　つまり、本物のパーキンソン病のパーキンソン症状と、薬によって生じたパーキンソン類似状態とは、違う

(96) 心理療法の一つ。認知の歪みを検証することによって、認知と行動の変容を促し、当面の問題への効果的な対処の仕方を修得させせようとする治療法。ベック（Beck AT）によって本格的に発展した（※5）。

(97) 気分とは感情のうち、ゆるやかに持続するものを指す。性格によって規定される部分が大きいが、同一人でも日によって微妙に変化することはよく知られているとおりであり、シュナイダー（Schneider K）はそれを基底気分と呼んで、心理学的に解明できない限界概念であるとした。すなわち精神分析で解明可能な無意識とも異なるとされる（※5）。双極性障害の人には、軽躁病期と大うつ病期を繰り返す気分の波がある。

(98) 無動、筋強剛、振戦、姿勢反射障害など、パーキンソン病などにみられる運動症候をさす（※5）。

(99) 一八一七年、パーキンソンが論文で発表。振戦麻痺。多くは弧発性で中年以後に発症する。無動、固縮、振戦、姿勢反射障害の四運動徴候が主症状で、これらに便秘、膏顔（あぶらがお）などの自律神経症候、うつ状態・思考緩徐などの精神症候を伴う原因不明の進行性の疾患（※5）。

(100) 中枢神経系および末梢神経系の疾患の中で内科的疾患を対象にする（※5）。

のよね、状態像の雰囲気が。

白柳　その雰囲気の違いというのは、さっきから言われるなじみやすさ・なじみにくさみたいな部分で分けていくものですか？

神田橋　あのね、重篤感が違う。根が深い、という感じがするの、パーキンソン病の場合は。

白柳　それはその、たとえば、「治すのが難しそうだな」とか？

神田橋　そうそう。

白柳　その「治すのが難しそう」という感じは、現にパーキンソン病にかかった人を診ていないとわからない感じですか？

神田橋　わからないね。

白柳　では結局は、ある程度信頼できる先生や先輩がこれこれと診断を下している患者さんに、自分もお会いして、その特徴みたいな手触りみたいなものを、自分のなかに積みあげていく作業が、まずは必要ということですか？

神田橋　そのいちばんの例がね、昭和三十八年か。ボクは昭和三十七年に精神科医になったの。で三十八年に三井三池の炭塵爆発(101)があったんですよ。たくさんの、何百人もの方が被害に遭われてね。一酸化炭素中毒。(102)半分くらい亡くなって。残り数百人は生き残って、ひどい後遺症で。ボクらはそれを診ている。ぱっと見たら重篤感が違う。一酸化炭素中毒による精神症状というのは、一生のあいだに一人か二人、精神科医が出会うくらいです。それを百人も診たんだから。共通した特徴・雰囲気がある。ぱっとわかる。一分でわかる。独特の印象がこちらに湧くから。これは説明できないんだ……。

白柳　診断が確定している人に実際に対面して、そのときに自分のなかに湧きあがってくる印象を覚えて蓄積する。

そして、その蓄積したものが次に出会った人にあてはまるかどうか、その自分があてはまったと感じる人が、ほかの人の診断名でも同じになっているかどうかは、答え合わせをしていかないとしようがないですか？

神田橋　しようがないね。だから、陪席以外に技術が向上する方法はないと思う。みんながいちばん欲しい技術――、欲しい技術というのは、言葉を超えている。だからスーパーヴィジョンでは身につかないのよ。やっぱり赤ひげ[103]方式でないとダメ。

白柳　でもそれなら、陪席したときに――私は医者じゃありませんのでカルテは見ませんが、心理関係職の方であれば、先生が診ておられる患者さんを目の当たりにしたときに自分がその瞬間になんという診断名を予測したか、また先生はなんという診断名を下されていたかを、すり合わせていくとよいのですね。

神田橋　うーん……。そちらに重点を置くと、永遠に伸びなくなる。

白柳　名前当てみたいになるからですか？

神田橋　うん。そう。

(101) 昭和三十八年（一九六三）十一月九日、福岡県大牟田市の三井鉱山三池鉱業所三川鉱第一斜坑の坑口から一・六キロ奥の地点で爆発が発生し、作業員四五八名が死亡、五五五名が重軽傷を負い、八二二名に一酸化炭素中毒の後遺症が残った。政府技術調査団と福岡地方検察庁の発表によれば、原因は炭塵除去作業の不徹底による摩擦火花の引火（日本アソシエーツ編集部編『昭和災害史事典』③、一九三三、日本アソシエーツより）。

(102) 一酸化炭素（CO）を吸入して発症する中毒。一酸化炭素が酸素よりも二〇〇倍以上も強くヘモグロビンと結合し、血液の酸素運搬能を障害することによって起こる。症状は濃度と吸入時間に左右される。中枢神経系以外に、重症例では腎、肺、心なども冒される（※5）。

(103) 「赤ひげ」は、山本周五郎の小説『赤ひげ診療譚』（一九五八）に登場する医師。彼の下で働く若い未熟な医者が、赤ひげの仕事ぶり、人格に接することで医者の使命を自覚していく様が描かれる。一九六五年には、黒澤明監督、三船敏郎主演で映画化された（『赤ひげ』）。（『日本映画史』第三巻、四巻。佐藤忠男、岩波書店、一九九五より）

白柳　でも、自分が感じた感じに名前をつけてみて、それが先生が感じた感じにつけられた名前とまず一致しているかどうかを見ないと、最初の振り分けができないでしょう？

神田橋　それが――、それがダメなの。それをやっていたら――。

白柳　そしたらどうやって答え合わせをするんですか？

神田橋　答え合わせは要らないの。人を診るでしょ。この人に、先生はどんなサービスをしたか。どんなはたらきかけをしたか。それに向こうはどんな応答をしたか。その流れ全体を、味わいとして頭に覚えることが大事なの。答え合わせのほうにいくと、その流れを頭に吸収していくプロセスが、答え合わせという作業で歪んでしまうんだ。

白柳　その「全体が要る」というのはもちろんわかります。でも自分のなかに湧いたこの感じは――、たとえば初めて梅干を食べたときに、「このワサワサっとした感じ、何?」というワサワサを、みんなが「酸っぱい」と名づけているから、「これを酸っぱいというのか」と了解するとき、「酸っぱい」という名前は後でつくでしょう。だから自分で「あ、このワサワサ知ってる、何月何日に神田橋先生のところで味わった印象だわ」とわかっても、それをもう一度、診断名に置きなおす作業が必要な人たちにしてみれば――。

神田橋　それはねぇ、その作業がとても大事に感じられるのは、問題集の答えを見る習慣からきてるんです。

　味を覚えるでしょう。ああ、この感じだなあ、と。でこういうときは自分はこういう診断をつけるがなあ。先生はどんな診断をつけてるか、念のためにちょっと見てみようと思って、ちらっとカルテを見て、はあー、先生と診断が違うわ、とか言ってね。この程度でいいのよ。すり合わせはしない。

白柳　でも、たとえば私は統合失調症[104]だと思ったけれど、先生は神経症と診断されていた。私は自分に沸いたこの感じにこの病名をつけたけれど、先生はどの感じにこの病名をつけたのでしょうという質問は、後で時間があればできるでしょう？

神田橋　そうそう、それはしたらいいよね。

白柳　自分が感じたワサワサ感に名前をつける。先生も、先生が感じられた感じに名前をつけられている。その感じの中身のずれを、後で答え合わせはしないといけないでしょう？

神田橋　いや、したらおもしろいけど、しないほうが豊かになる。

白柳　でもそうしたら、ずれていたら、ずれたままでいきませんか？

神田橋　そうしたらまたそのずれた状態をもって、自分が患者を診ていくから。そうすると、そのいままでのずれた状態の診方に共通の、なんらかのずれた感じがあるよな、というケースが何例か集まると、ものすごく頭のいい人なら、それになんとか症候群という名前をつけて、新しい病名を提唱しようと、なるかもしれんよな。

白柳　いや、でも、それはその人が繊細な異和感を拾い集めて、ひとつのグループをまとめたときのことでしょう。そうではなくて、みんなはそれを「神経症」と呼んでいるよというのを、自分だけが違う指標で、何か違う病名をつけていたとしたら、それは陪席した場で、「私は同じ患者さんに対してみんなと同じ名前をつけていない」と知る経験を積み重ねないとわからないでしょう？

神田橋　うん。そのほうが、大成するよ。

(104) 思春期に好発し、思考・情動・意欲など人格全体に障害が及ぶ精神疾患。妄想、幻覚、思考障害、緊張病症状、奇妙な行動などの陽性症状と、感情鈍麻、無感情、無欲、自閉、快感喪失などの陰性症状を示す。予後はほぼ半数近くが軽快し、残り半数は慢性化、ごく一部が不良。現代社会における症状自体の軽症化現象が注目されている（※5）。

白柳　知らないままでいくほうが？

神田橋　比較してね。わあ、違うねぇと思って、それを大事にしていくと。ボクはいつも、若いときは、先輩がつけた病名とかに、「そうかなあ」とか言って。思って。言うわけいかんから黙って。それでボクの世界はつくられたの。でまた、外国の本なんか読んだりしていて、自分がそうかなと思っていた感じに合う技術があったりするとうれしいよな。「ああ、そうだ、これは、あの先輩が知らんかったんだ」とかな。

だけど、「そうかなあ」と思うときには、「違う」とは思わないんだよな。なんか納得できないなって思うから。その「なんか納得できないな」というのは、その先輩のつけている判断は、一応つじつまが合っている、と。

白柳　まったくのペケではない。

神田橋　うん、ペケではないけど、なんかしっくりせんのよね、とかいう異和感なんだよね。そうするとそれが、「揺さぶり」になる。

白柳　自分への？

神田橋　うん。——落ちつかんよ。落ちつかんでしょ。

この「落ちつかん」ということは、愉しいじゃない。落ちつくことが愉しいという人もいるけどね、——落ちつくことは愉しいことじゃないと思うんだよ。落ちつくことは安らぎではあるかもしれないけど。

白柳　落ちついたら、次の「揺さぶり」が来るから愉しいんですよ。ひとつ落ちつかないと、次の揺さぶりが来ないでしょう？

神田橋　いや、ボクは来るんだよね。

白柳　次々揺さぶられるのですか？

神田橋　うん。

白柳　たいへんですねぇ。でも、そしたら最初の——最初の学びはどこにあるのでしょう……。いや、やっぱり先生が、その先輩がつけている名前に異和感を覚えるというのは、もうすでに、ある像が——、これはこの病気だろうという像が、先生の頭にあるからでしょう？

神田橋　ああ、まあ、それは本を読んだりなんかしてね。

白柳　だから具体的に言うと、桜井先生の陪席をされていて、「なるほどこれを神経症というのか」と神田橋先生は理解していたのに、別のときに、同じような状態の別の患者さんに、先輩が違う名前をつけているのを見て、「ええ？　これはボクが理解している桜井先生の診断と違うじゃないか」と。そういう異和感であるのなら、先生はもう、桜井先生の医療を信じて鵜呑みにする仕方で学んでおられるわけですよね、一段階目を。

神田橋　一応、勉強というのはそういうものだ、ということになっているよね。まずスタンダードを身につけて。でもね、精神医学のスタンダードっていうのは、ＤＳＭではダメ。ひとりの、ずうっと臨床をみているひとりの精神科医のなかで、「神経症とは」、「統合失調症とは」っていうことがどういうふうに体系として確立しているかというところ——つまり著者がひとり。分担執筆ではダメなのよ。著者がひとりの本を読んで、そしてそれをスタンダードとして覚えるといい。

白柳　「オレ基準」でしている人の、そのオレ基準をそのまま、まず一回もらうとよい、ということですね。

神田橋　そうです。

白柳　でそのオレ基準全体が、自分もまったく違和感なく使えるのであれば、そのまま継いでおく。使っていて、もうちょっときめ細かく分けたほうがいいんじゃないのとか思う部分が出てきたら改変する。

神田橋　基準のありようがぜんぜん違うようなら、もう、この先生のところに来ても自分とは合わん、もう行かんとか言って。

白柳　はい。

神田橋　だから、それをさかのぼれば、ともかく、惚れこむような師匠が必要だ。惚れこむような師匠というのは、自分がいままで蓄積してきた志向や感覚体系と近いんだけれども、近くて、より深くて、より魅力的だから、それをともかく身につける。

　で、ボクはそこで思うんだけど、その意味ではね、あまりにいま、惚れこめるような師匠がおらんよ。なぜかというと、惚れこめるような師匠というのは、本当は臨床家[105]がいいんだけれど、いまはほとんどが研究者[106]だから。ところがね、研究者でも惚れこめる研究者であれば役には立つよ、師匠としてね。でもそれすら少ない。

白柳　前回、先生が私になぜ先生に会うことになったのかを訊かれまして、それはご本を読んだからですけど、無名な人には有名な人が探せます。でも無名な人は探せないんですよね。だから、在野でものすごい有能な人で、ものすごい結果を出しているんだけれど、なぁんにも一言も発表されない人のところに、弟子入りはできないでしょう。

神田橋　うん。だからボクは学会[107]に行きなさいと言うんだ。学会に行って、――演壇にいる人は、ほとんど役に立たん。なぜかというと、どんなにすばらしくてもね、もうすでにいっぱいファンが多くて、自分がそばには近づけないから。だから、そうじゃなくて、フロアで質問したりする人の意見を聞いていてね、ああ、この人はいいのかもしれん、と、そういう人を見つけなさい。で、いいなあと思ったら、休み時間にその人を追跡して、その人がほかの人とどんなことを話しているか、そばに行って聞きなさい。そうすれば、ほんとに惚れこむような人を見つけられるから。でその人になんとか近づいてみなさい、と。

優れた人は、やっぱりフロアから質問するもんだから、たいてい。疑問があるからね。質問もするのでなければ、もう学会には来ないから。学会に来る人はね、やっぱり何か、自分なりに成長するために、いいものを落穂拾い的にでも拾おうと思って学会に来るんですよね。伸びていこうとしている無名の人はね。そうすると質問するんだ。でそうすると、そういう人はたいてい、フロアに行くと、少ないファンに囲まれていますよ。お弟子さんとかね。でその人と話しているのを聞いて、判断しなさい、ということです。――師匠を選ぶときは、妥協したらいかんね。「これ！」と思う人を選ばんと。

白柳　はい、本当に。

神田橋　妥協してでも、師匠がないよりはいいけど。

白柳　妥協して、信じきれないまま師匠についていると、習ったことが信用しきれないんですよね。一〇〇パーセント信用できないまんま、中途半端に習って、そうして吸収した知識って、自分が知識体系を組み上げるときに、不安材料になるのですよね。

(105) 臨床医学は、基礎医学に対して、医療の実際面を扱う医学の領域（※5）。
(106) ここでいう研究者は、基礎医学の分野に従事することを指す。基礎医学は病人の直接の診療とは一線を画して、医学の基礎的な知識を研究する領域（※5）。
(107) 同じ学問を専攻する学者が、研究上の協力・連絡・意見交換などのために組織する団体。またその会合（※1）。ここではその会合。精神科、心理臨床系の学会には、日本精神神経学会、日本精神分析学会、日本心理臨床学会、日本心理学会など多数ある。

神田橋　最近ね、『カプラン臨床精神医学テキスト』[108]という本が出たんですよ。でそれを見たらね、ＤＳＭ-５に沿ってとかいうような題になっていて。あれはいい本ですよ。
アメリカで出したんだけれど、必ず、「ＤＳＭではこういうふうになっています」とか書いてあるんですよ。日本で出すのは、えてしてＤＳＭに従って書いてある。この本はそうでなくて、常にＤＳＭに言及しているだけなんですよね。だからね、とてもいい本ですねー、あれは。「臨床」という字がついている意味が大切なんです。臨床の立場から、ＤＳＭを参照しながら書いた、臨床の教科書なんだ。

白柳　それを使って、各自が自分なりに湧いたワサワサ感とかソヨソヨ感とかに合わせた指標をつくって。なおかつそれがなるべく普遍的な意味を持つように、勘違いがあればそれなりに修正しながら、系統をつくっていくのが、臨床のひとつの作業なのですね。

神田橋　その本はね、その作業を妨げない。何なにとだれだれは言っている。ＤＳＭではこんなふうに言っている、とか。ときどき著者の意見というのも書いてありますよ。著者はこう考えるとかね。

白柳　――ではとりあえずは、自分なりの区分けをつくることなのですね……。

神田橋　区分けをね、なぜ自分なりの区分けをつくるかというと、またそれがどういう区分けであるべきかというと、それに基づいて、自分がサービスをサーブしていく、その結果によって、自分の判断は修正されていく――そういう前提をもった区分けでなかったら、修正のための仮説としての判断だという意識がなかったら、それは思い込みとか決めつけとかになっちゃう。

白柳　そうですね。

神田橋　そこからボクの、アンビバレント[109]であることのよさという考えが出てくるんだよ。

白柳　葛藤。

神田橋　ハイ。スタンダードに対して、アンビバレントであるというね。

白柳　あ――、治療者側の葛藤、ですか。治療者であれ、患者であれ、人が葛藤を抱えつづけるためには、揺さぶられて・自分でも揺さぶってというのをずっと続けながら、その揺さぶっている自分を、どこかでだれかが抱えてくれているなり、自分でその環境をよしとする形で、ある程度、自分自身を抱えるなりということがないと、「抱え」と「揺さぶり」のバランスは取れませんよね。

神田橋　ウン。あ、いま思いついた。サーフィンをしているとね、波はころころ変わるわけ。で自分の技術もころころ変えるでしょう。だけど、大海原にいだかれている感じだけはあるわけよな。だけど刻々と変わるから、波に翻弄されている気分もあるし、波を征服している気分が起こることもあるし、その全部、総体が、サーフィンをしていて愉しいということになるんだよ。いきいきして愉しい。やぁっぱりサーフィンやめられんわ、って。だからそれはおそらく、人工で波を起こさせて、それでサーフィンをすれば、波の起こり方にひとつのパターンがあるということがわかって、そのパターンを覚えてしまって、もうどんな波が来ても全部乗れるようになれば、もうサーフィンやめちゃうと思う。

(108)ベンジャミン・J・サドックほか編著『カプラン臨床精神医学テキスト　DSM-5診断基準の臨床への展開　第三版』井上令一監修、四宮滋子・田宮聡監訳、メディカル・サイエンス・インターナショナル、二〇一六。

(109)同一の対象に対して同一時点で正反対の衝動や情緒が向くこと。この用語を最初に用いたブロイラーはアンビバレンスを統合失調症の基本症状の一つとしたが、精神分析では乳幼児的な愛情を記述するときにこの用語がきわめて核心をついていることを見出した。とくに対象関係論に立つ分析家たちは、アンビバレンスを十全に体験してもちこたえることが、正常発達の本質的な部分であると考えて重視している（※3）。

白柳　単純なゲームに飽きる理由ですね。

神田橋　うん。やっぱりどこか、一瞬先が闇であるということと、そこを工夫して乗り越えるとヤッターという感じが起こってくるという——。子どもがフィールドアスレチックとか公園で遊んでいるときはそういうことだよね。だからあれが自分のなかで起こるように起こるように、ヤッターという感じがどこかにちらっちらっと起こるように、自分の職業人生をつくっていくということが、大事だろうと思うけどね。陪席する人たちもね。

白柳　患者さんが入ってこられて、「こんにちは」なりなんなりのやり取りがあって、応対を続けていく。面接されるその短い時間のあいだに、いまのサーフィンの話で言うなら、一瞬一瞬、目標は変えられますか？

神田橋　そう、ね——大目標はもちろんサービスだけど。

白柳　その大目標は——結局どこに——？

神田橋　大目標は、とりあえずはね、部屋を出ていくときに、入ってきたときよりも、本人が来てよかったと感じるような状態をつくること。

白柳　それは、本人だけでいいですか？

神田橋　まあだいたい、本人だけ。

白柳　じゃあたとえばご家族がいっしょに入ってこられたとして、そのご家族がやれやれっていう顔をしておられたとしても、本人がよしと思っていたら、先生のなかではまずはよしですか？

神田橋　いや、そうではないね。そうではない。やはり、本人と家族が、「なかよくケンカしな」みたいになればいいと思うね。

白柳　なかよくケンカする——。患者さんである本人は本人なりに困ったものを抱えていて、その状態の本人に対して家族は困っていたりするわけでしょう。その困っている本人と、本人に困らされている家族とのあいだで、折り合う一点というのはどうして見つけるのですか？

神田橋　たいていボクが、とりあえず面接のなかでつくるのは、どこで折り合わないのかということを明確にして、帰ってもらう。

白柳　ふう……ん。「なんだかわけがわからんで、ごちゃごちゃして腹立つわ」みたいになっている家族が、「とりあえずそこかァ」となって帰られればいい、ということですか。

神田橋　そう、そう。そうするといくらか問題が整理されたことになって。で、そこにラベルを貼るんです。「親子のあいだではよく起こってくることだね」とか、「相手の気持ちというのは、わかっているようで本当はわかりあっていないよね」とかラベルして、帰して。「この次に続きをしてもいいし、また別のことにしてもいいし」とか言って、「曖昧である」と明確化して、帰す。

あなたもそうするじゃない。「ここは施術しないでどうなるか、措いていますから」とか。

白柳　うーん……。作業療法士の人と話していて、うまいたとえが出されたんですけど、モビール[110]ってご存じですか？　天井から吊るしてバランスで揺れるような飾りですけど。

神田橋　はい。

白柳　整体をしている私は、あれを見ている感じなんです。要は全体の配置を見て、ここがひずんでいるなと確認はするけれど、ひずんでいるその部分に施術するのではなくて、こちらにおもりを掛ければあちらは上がってくる

(110) モービルとも。各部分がバランスを保ちつつ微妙に動くように構成した芸術作品。室内装飾などにも用いられる（※1）。

よな、とそういう見方をするわけです。

で、それに比べると、厳密な意味での精神分析的な治療というのは、テニスの打ち合いだというのです。ポーンと返ってきた球をどうして返そうかな、で、また次に返ってきた球をどう返そうかな、と、一点一点に対してのいちいちの応答になる、と。そう考えると、神田橋先生がされていることはモビールに近い。

神田橋　そうですね。

白柳　ね。で、その方が言われるには、「私と神田橋先生がしていることは、どちらもモビールだ」と。

神田橋　そうです、そうです。

白柳　でも、私くらいモビールな人間からすると、やっぱり先生が心屋さんであって言葉を操られる以上、テニスな要素があるわけです。つまり、ガッチガチのテニスの人からすると、先生はモビールなのですが、ガッチガチのモビールからすると、先生はテニス寄りだなという部分もある。

ですから私が全体を見て、施術して、ここがどうなるかは時間で変わりますよ、と言うときには、している作業が単純ですから、要は本当に筋肉をゆるめるとか、癒着を剝がすという一点のことしかしませんから、変化はかなり予測できているのです。でも先生の場合は、作業の仕方がたくさんあるでしょう。極端に言えば、目くばせひとつでもそうですし、診療室からの退出を促す態度のつれなさであったりとか、かける言葉の音調をどの程度にするだとかいうように、必ずしも言葉の中身という、精神分析のセリフの部分だけでなく、ト書き(三)の部分でも動かす仕方がいっぱいあるでしょう。

神田橋　ありますね、うん。

白柳　ですからそういうものの全体でいうと、先生がされていることとその結果との関係は、複雑——複雑というか曖昧なんだと思うのです。

神田橋　そうですねぇ。複雑というよりも、曖昧ですね。

白柳　あることをして、「どうなるか様子を見ましょう」と私が言ったときの「どうなるか」は、相当、予測がついています。ここをゆるめて、そこがゆるんでいるから、いずれあそこもゆるむだろうというのは、モビールの感じでわかります。でも先生の場合は、モビールみたいなラケット（！）を使ってどんな球を打ち返すかとか、ご自分が打ち返した球が、どういうふうにモビールに作用するかみたいな話が、同時に出てくる。

神田橋　ボクの『精神分析ノート』では、人が言葉を獲得したことによる――。ヒトという生物が、言葉を獲得して、言葉というものが自在性、多様性、いろんなものを動かせるすばらしい道具として登場して。それが本来は前向きな道具として登場してきたのに、本来は、動きを増やすために登場してきたのに、動きをとどめるはたらきも持っていて。もちろん、言葉にはいろんな作用があるから。でその動きをとどめる作用のほうに、たくさん使われるようになってきたことが不幸のはじまりだ、というのがボクの『精神分析ノート』で書いてることです。

白柳　では先生は現場では、動きを増やすために言葉を使うということですか？

神田橋　そうです。で、そのためにどうするかというと、肉体と心が共有できる言葉を使う。「苦しいね」とか「楽だね」とか「ほっとするね」とか「しっかりせにゃね」とか「しゃんとしたらいいね」とか、そんな言葉をたくさん使うことによって、肉体が動きを取り戻す。――肉体は、本来、自由自在に動くというモビールの要素が高い。言語がそれをとめる。とめて動かなくする道具として使われている。ボクのいまの考えは、文字言語有害論。

(111) 脚本で、せりふの間に俳優の動き・出入り、照明・音楽・効果などの演出を説明したり指定したりした文章（※１）。

白柳　うーん……。そうですねぇ、先生はそうですね。

神田橋　ボクがあなたの世界に親和性をもつようになったひとつの理由なんだけど、患者さんが入ってくるでしょ。患者の動作の、参与していない身体の部分に、主に骨だけど、骨の部分にぱっと気がつくの。

白柳　先生が？

神田橋　うん。どこから気がついたかというと逆なの。ボクとの対話がうまくいったときに、帰るために立ち上がって方向転換をする動きにたくさんの骨が参加すると、池のなかの鯉のような動きになる。すうっと。すると、「あ、今日はうまくいった」と。やり取りされた言葉の内容ではなくて、対話の全体がどういうようによかったかというと、肉体がモビールの要素を取り戻した。そんなときに、「ああ今日の面接はうまくいったなぁ」と思うし、その次に入ってきたときにそれが維持されていれば、「おお、治療は順調にいっとるぞ」と思う。感じる。『精神療法面接のコツ』(112)ではまだボクは未熟だったから、「心には自然治癒力がない」と書いた。

白柳　それは『治療論』(113)のときにも書かれてますよね。

神田橋　ああ。『現場からの治療論』のときにも書いているね。「文字言語」にきたのはまだ最近だもんね。言葉を二つに分けて、音声言語と文字言語に分けて、そして文字言語の習得によってすべての悪いことが起こりはじめたというのは『治療論』のところではじめて書いた。

で、今度の『精神分析ノート』で出てきたのは、文字言語では「出会いによる相互変化」が起こらないけど、音声言語は肉体と密着しているので、出会いが起こる。出会いとは相互に影響しあって、いいようになっていくはたらきで。人間が文字言語を獲得する前は、そういう意味での自発的精神療法(114)が自在に起こっていたんじゃないかと思うんだ。それをボクが実感するのは、識字学習のない、文字言語の使えないおばあさんたち、ボクの父方の祖母もそうだったけど、そのような人にお会いする機会に、そのおばあさんたちが実に雰囲気がいいんだよね。しゃべっている言葉と肉体との、調和がいいから。

白柳　ふーん……。でもじゃあ文字言語を使える人で、文字言語を使えない人と同じような雰囲気のよさをもっている人はいないものですか？

神田橋　それはいる。文字言語の奴隷になっていない人。それが『精神分析ノート』のいちばんの売りだ。「文字言語を神の位置から降格させて、最高の道具の位置にまで戻すのが、精神分析の目標である」というのが、それ。人間社会のこんにちの発展は、全部、文字言語によってもたらされているわけで、文字言語がなければほとんどの現代の社会の文化は成り立たないんだけど、一点、悪いのは、それが肉体のモビール性を阻害する。自然治癒力を阻害する。

白柳　そこまでの……そこまでの重きは、先生はともかく、一般の人は置いていないのじゃないでしょうか。先生は文字を大事にされていますから。

＊　＊

白柳　ところで先生は、患者さんが入ってこられると、わりとすぐに発達障害・愛着障害の話をされるでしょう？

(112)『精神療法面接のコツ』（一九九〇）では確認できなかった。
(113)神田橋條治『「現場からの治療論」という物語』岩崎学術出版社、二〇〇六、三三頁以下参照。
(114)自発には①他から命令されたり強制されたりせずに自分から進んで物事をすること。②文法で、動作・作用が自然にまたはひとりでに実現する意を表わす言い方の二つの意味がある（※１）が、ここでは②に近い。音声言語による対話が、自然にひとりでに精神療法的作用をもっていた、の意。

神田橋　うん。あれは、脳を見て……。

白柳　ハイ。で、早くにその話をされるのは——極端な言い方をしたら、完全に診断が確定していないかもしれない状態でもその話をされるのは、発達障害・愛着障害という名前自体が、先生にとっては「抱え」の位置づけに置かれているからですか？

神田橋　そうです。発達障害って言う——それはどういう人に言うかというと、「発達障害ですよ」と言ったほうが、本人がほっとするような状況であるかどうかをまず見て。どうしてかというと、いまボクのところへ来る人は、違う診断を振られて、苦労して、納得できなくって、そして先が拓けなくて来ているから。だから、あなたの努力が足りりんとかそういうことではなくて、背が低いだけだとかそういう種類のところで、ぽーんと救いを出すために使っている。

白柳　そうですよね。——ひとつ、訊くべきことが訊けました。もうひとつお訊きしたいのが、あるお医者さんに、神田橋先生の技術で私が訊いておくべきことはなんでしょうと相談すると、ほかの人が訊くのでなくて私が訊くのだから、心身一如の関連について訊いてほしいと言われました。身体が病んでなぜそれが心に影響するのか、心が病んでなぜそれが身体に影響するのか、そのあたりのことを、と。

神田橋　心身一如というのはね、心と身体というふうに、文字言語が論をつくるために分けた。観察のために分けた。その分けたことが生み出したマイナスを繕うために、苦しまぎれにつくりだした概念が心身一如なんです。だから「いのち」、「いきる」であって、不二なんだ。

「心」と呼ばれているらしい世界と「身体」と呼ばれている分野とは、別のものじゃなくて、同じものの投影された姿だ。どこに投影されているかというと、文字言語というスクリーンに投影された影だ。

白柳　――そうかなあ。

神田橋　「あなたは困っているけれど、それは心が困っているんじゃなくて身体が困っているんだよ」とかいうのは、身体という概念のほうからアプローチすると、その困っている状態は処理しやすいよ、ということだ。

白柳　いまおっしゃったことは、私には、とくに文字言語とつなげなくても成立することのように思えるのですが……。

神田橋　「心」というのが、文字言語と音声言語の二つをごっちゃにしてつくった概念だから。

白柳　――ああ！　そこのとらえ方が私とぜんぜん違います。私の理解では、身体のなかの体内環境と身体の外の世界とを、融通し合わせるためのはたらきが、「意識」であり「心」なのです。それを私は模式的に、身体のなかの環境は「カラダ脳」という部分が把握していて、外の世界に対しては基本的に「アタマ脳」がはたらいていると言っています。

アタマ脳というのは、「あ、危ない、あっちから何かが来た」とか「あ、もうこんな時間だ」とかいうように外界と自分との関係を判断するのが仕事です。カラダ脳は「腹具合がどれぐらい進んだな」とか「血圧がちょっと低いぞ」というように自分の内的環境の状態をチェックして調整しています。まあ実際は概日リズム[115]とかがあるのでまったく無関係ではないのですが、一応、外の世界がどうこうというのとは関係しません。

私にとって「心」とは、アタマ脳と、アタマ脳とカラダ脳の連絡部分とを意味します。ですから私はとくに文

(115) 約一日の周期で繰り返す生理的または行動機能の内因性・律動性変動をいう。ヒトの場合は強弱二つの体内時計（振動子）が時刻を知ること、光、社会的接触など外界に存在する同調因子によって、およそ二十四時間のリズムに制御されていると考えられている。同調因子がまったくないと、二十四時間より長い（二十五～三十三時間程度の）自由継続リズムを示すようになる（※5）。

字言語を別格化する必要を感じないのです。生き物ですから、外を見て、外の世界に適応しなければならない部分と、身体のなかで起こっていることに対して適応しなきゃ、というか身体を適応させなきゃ、運営しなきゃという部分とがあって、その両方をどうにか折り合わせようというときに、「道具」としての身体を動かす意思として心があるのであって──。

神田橋　意思って──なんだろう？

白柳　意思って……「動け！」とか。「走って逃げろ！」とか。

神田橋　でその、意思というか、「逃げろ」とか命令とか言われているのが、──大脳皮質[116]と、動物脳[117]、植物脳[118]というところの統合が、どの程度整っているかが問題なんだよね。整っているならば、「意思」も「命令」も、植物脳、動物脳、大脳皮質の総合体として出てくるわけ。

白柳　はい。「おなかがすいたからごはんを食べよう」。

神田橋　そうそう。意思の根底にある意向とか傾向とかムードとか、そういうものとして出てくるわけだよ。それでそこから意思が出てきて、行動ができてきている状態が、健康なんだ。ね。で、なんかの都合で、大脳皮質とたとえば動物脳の部分との調和が崩れてしまうと、意思と身体とで──、「意思」と呼ばれているものと「身体」と呼ばれているものとのなかで、身体のいろいろなホルモン系とかそういう反応がちぐはぐになる。

白柳　自分でしんどいことがわからずに無理してはたらく、とかですね。

神田橋　ウン、モビールの部分が動かなくなる。動かなくなることは不自然なんですよね。

白柳　はい、連絡していないわけですから。

神田橋　うん、ひとつの総合体だから。それを、その不自然をつくるのが文字言語なんだ。

白柳　でもですね、たとえばの話、ほんとに身体のしんどい子が「身体がしんどいから休もう」と思って、ずっと寝転んだまんまの横着な状態にあるとするでしょう。で、その人にとっては横着なのではなくてほんとに身体がしんどいから動けなくて休んでいるだけの自然な状態なのですが、それをまわりで見ていた親が、「何、この子、動かないなあ」と無言の圧力をかけたとします。それで、子どもがその視線に押されて、無理でも「動かないと仕方ないな」という状態になって、黙々と動いている場合って、いっさい文字言語は係わっていないでしょう？

神田橋　いや、ボクは係わっていると思う。

白柳　だって、「動かんやっちゃなー」というまなざしだけですよ。

神田橋　いや「動かんやっちゃなー」というまなざしが出てくるところに——、そこで親が「あら、何か、きついのやろうね」というふうにならずに、「なんだ、怠けとるんやなかろうか」という判断が出てくるところに、親の内なる文字言語が関与している。「どうしたの？　きついの？」というふうになってもいいのに。

白柳　いやー……そこは……必ずしも文字言語が入らなくても……。それこそ、そこう…、はたらかざるもの食うべからず式に「怠けるな」という思いは、「私がこんなにがんばっているのに」という思いは、文字がなくても思うと思いますけど……。そして文字があっても、「どうしたん？　しんどいの？」は訊けると思いますし。

神田橋　ふつうはそのときに、文字言語は、最高の道具として機能している。

(116) 大脳新皮質。運動、感覚をそれぞれつかさどる運動野、感覚野と、さらに連合野から成る。連合野は思考・意志・創造、発話と発話理解、記憶、外界の認識などに係わっている。（『ＮＨＫサイエンススペシャル　驚異の小宇宙・人体Ⅱ　別巻ビジュアル脳と心のデータブック』伊藤正男監修、日本放送出版協会、一九九四より）

(117) 大脳辺縁系。外界からの刺激に対して、快感・不快感、恐怖や怒りといった情動反応や、接近、逃避、攻撃などの本能行動を起こさせる。動物が生きていくための価値判断の機能をもつ。（註116の本に同じ）

(118) 脳幹。生命維持をつかさどり、呼吸や睡眠の中枢をもつ。（註116の本に同じ）

白柳　理由を訊く。思いやる。

神田橋　うん。思いやるという意向の道具として、文字言語は機能している。

白柳　そうしたらやっぱり、いいほうにも悪いほうにも使えるのであれば、とくに文字言語という概念は出さなくっても、外との折り合い、なかとの折り合いで。

神田橋　ウン。

白柳　無理をさせる外というのが、たとえば、本人のプライド――「人から怠けていると思われちゃイヤだ」とか「おれは一日五時間勉強しようと決めたんだ」とか。あるいは、お母さんの目が怖いからとか、はたらかないとご飯が食べられないからとか、理由はいろいろあるでしょうけど、ともかく外の世界に適応しなきゃいけない動物としての部分と、「しんどいなあ」っていうなかの部分とを、どの程度のラインで折り合わせるのか、つじつまを合わせるのかという話には、必ずしも文字言語は要らないと思うんです。

神田橋　それは文字言語は要らない。

白柳　でしょう?

神田橋　ウン、文字言語は要らない。強制労働の現場とか考えるとさ。

白柳　ああ。――やっぱりそこで先生が文字言語にこだわられるということは、心理屋さんだからでしょうか?

神田橋　うー……ん。そうねえ。……文字言語のない世界を考えたときに、心理屋という職業は、出現しないもの。

白柳　(笑)なるほど。――いや、どうなんでしょうね。……いやいやいや、文字言語がなくても催眠療法(119)の時代なら――。精神分析は成立しないかもしれませんけど、絵画療法(120)だったり催眠療法だったりは――。

神田橋　だから絵画療法とか催眠療法は、文字言語の過剰優位から離脱させるためのもので、非文字・言語界を鼓舞していく治療で、そっちのほうが治療としては正統なんだ。健康体に対して。だから芸術には、治療効果がある。レクリエーションもね。(121)

白柳　私がジャネを読んでいると、ジャネの診ていた患者さんの話で、ベッドのとなりで寝ているお母さんが冷たくなっていたのを抱きかかえていたせいでヒステリー性の麻痺が出てとか、そういう話が出てくるのです。(122)(123)それに対してジャネがしている仕事は、カルテが残っていないのであまりよくわからないらしいんですけど、おそらく催眠で抑圧を強めたり、(124)記憶をすりかえたり――いまはこんなことできないでしょうけど、「お母さんは安らか

(119) 一定の人為的な暗示操作（催眠誘導）によって引き起こされた心理生理学的に特有な状態（催眠状態）を利用して治療効果を得る技法。心理療法としては最も古い技法の一つで、今日の催眠療法は十八世紀半ばのメスメルの動物磁気説に端を発し、十九世紀になって基本形が確立された（※5）。

(120) 芸術療法の一つである非言語的精神療法。描画表現には言語では表現できない感情が投影されたり無意識の問題が象徴的に表現される場合がある。患者自身が自分の問題に気づいたり表現することで浄化作用をもたらす場合も多く、治療法として用いられる。また治療者が患者を理解するための診断にも役立つ（※5）。

(121) レクリエーション療法。精神的葛藤や緊張を直接に解放することを目的とした治療。生活指導、作業療法と合わせて生活療法に入る。スポーツ、ゲーム、芸術活動、野外活動、運動会、文化祭などがある。結果よりも過程が大切で、勝敗にこだわったり、作品の優劣を問題にすることは治療的ではない（※5）。

(122) 心因性要因によって起こる運動麻痺。検査上、合理的な器質的原因を証明できない（※5）。

(123) ピエール・ジャネ『人格の心理的発達』関計夫訳、慶応通信、一九五五、一三八頁。ただし白柳が母と紹介しているのは父の記憶違い。正確には、病気の父が立っているのを娘が支えていたところ、父が突然死し、娘のほうに倒れこんだ。気が顛倒した娘は一時間半〜二時間後に人に発見されるまで、左半身を父の死体の下敷きにしたまま過ごした。娘はその後、左半身が自分のものでない観念をいだき、また腕や脚が完全に麻痺して無感覚になるヒステリー的麻痺を呈した、というもの。なお、この例に対してジャネが行った治療は紹介されていない。催眠暗示の内容やその経過については、ジャネの著書を読んでの白柳の連想による。

(124) 自我の基本的な防衛機制。非常に嫌なあるいは恥ずかしい考えや記憶、それに伴う情動や衝動を意識から追い出し、無意識の中に閉じ込めておこうとする自我の防衛活動。神経症症状は、抑圧されたものの再現とも考えられる（※5）。

に眠っていただけで亡くなっていたわけじゃないよね」という記憶を植えつけたりして、なだめているようなんです。

それで、数年後にまた催眠が解けかかってきたら、また植えつけをしなおして。ジャネとしては、自分だっていつかはリタイアするわけだし、いつまでもこんなことは続けられないけれど、それ以外に方法はないし、ということでしているようなんですけど、この話に文字言語は係わらないでしょう？

神田橋　それはもう、ものすごく係わっていると思うけどなあ。

白柳　そうですか？　文字ですよ？

神田橋　うん。

白柳　どこにですか？

神田橋　手が麻痺したりするのに。

白柳　え、だって感覚でしょう？　冷たい感覚に対しての恐怖とか……じゃないのですか？

神田橋　いやぁ、お母さんを抱っこしていたわけでしょう？　そうしたら冷たくなっていって。それで文字がなければ、麻痺は起こらないと思う。起こる人は、自分が抱いていたお母さんが「死んだ」とか、そういうような表現が、頭のなかに生じているんだよ。抱いていたら、お母さんが死んじゃって。これはたとえば猿が、子どもが死んでも、おぶって、エサを捕ったりなんかして。それで猿は麻痺が起こったりせんもの。

白柳　でもそれは、する猿もいればしない猿もいるということで、する人間もいればしない人間もいるという意味でいうと、麻痺をする人間が文字言語に侵されているから、ということですか？

神田橋　そうだとボクは思う。

白柳　そうなのかなあ……。

神田橋　で、だから今度は、「お母さんは死んでいるんでなくて」とか、そういう文字言語が、本人のなかにある文字言語に、カウンターとして作用するんだと思う。

白柳　じゃあそれは催眠が何年か後に解けるというのは、感覚記憶自体は動かさずに文字言語だけを動かしたから、また復活してくるということですか？

神田橋　そうだと思う。それで、ボクだと、マリア様の絵姿みたいなものをいつも抱いて寝るようにさせる。

白柳　そうすると？

神田橋　そうすると、マリア様を抱いている感覚とお母さんを抱いていた感覚とが、感覚どうしが重なって、文字言語の部分が消えて、ただお母さんを抱いていたときの冷たさだけが残って。そうするとそれは、絵画療法と同じだよ。

白柳　ん？　絵画療法だと、抱っこしている絵とかを描くのですか？

神田橋　んー……まあ……、親と子が抱きあっている絵とか、そういうのかな。そうすると、親と子が抱きあっている絵を描くと、そこには、温かいものが流れあうという世界が描かれるので、それが本人の、冷たいものがお母さんとのあいだに流れているという感覚と――、温かいと冷たい以外は全部同じであるようなことが出てくることによって、世界が動いてくる。

動いてくるというのは、本来、本人の身体には、温かいものが、血液が流れているから、温かいものでだんだん温かくなるはずなのに、それがとどめられていたのが、解除されて。それが芸術療法の作用だと思う。そうするとそこには文字言語が入りにくく、二つのあいだの相互関係が起こる。

だからジャネは、やはり言語に依存した治療だけど、それを催眠という媒介を得ることによって、フィーリング的な世界に近づけるようにしたんだと思う。

白柳　……文字言語ですか——？

神田橋　うん。でそれを、ミルトン・エリクソン[125]であれば、またちょっと違う仕方でするんだと思う。——そうねえ、ミルトン・エリクソンだったらどうするだろうねえ……。

白柳　かんたんな言葉で、温かかったという催眠に替えそうですよね？

神田橋　ミルトン・エリクソンだったらね、まあ、わからんけど、……幻のお母さんの手が、あなたを抱いているというイメージをつくってごらん。そしてそのお母さんの温かい手が、あなたの身体を温めてくれているというイメージをつくってごらん、とか、そんなようなことをすると思うな。そうすると、お母さんが自分を抱いているのか、自分がお母さんを抱いているのか、なんか、わけがわからんようになる。そしてそれによって、自分がお母さんを抱いていたらお母さんが冷たくなって、というひとつの図式が、混乱して壊れるんじゃないかと思うね。

白柳　ふうう……ん。

神田橋　ミルトン・エリクソンの催眠はそんなような、その、なんか引っかきまわしみたいなのがありますよね。

白柳　先生も引っかきまわします？

神田橋　まあ、ボクもよくするね。

白柳　よくするのか。

——今日の私の課題は、先生の技術を継げるようにお話を聞く、ということだったのですが、難しいですねぇ。何を押さえたら、技って継げるのでしょうね……。それをだいぶ考えてきた結果なんですけど……。

神田橋　今日、あなたが言っていた肉体のモビール性と心を無理に分ければ、心のモビール性と肉体のモビール性とが同じ動きになれば、二つを分けていることの意味はないですよ。

白柳　ハイ。

神田橋　ね。ない。つまりそのときはじめて、心と身体という二分法を採用した必然性が、消えるわけよ。

白柳　それはその――、私の言い方でいうとアタマ脳とカラダ脳ということですか?

神田橋　そう。分ける必要はない。両方が、同じ一つの動きのなかの、「各部署」になるから。

白柳　はい。

神田橋　それが心身一如であって、ボクの言い方でいうと本来あるべき心身不二の状態に戻ったということ。そして心身不二の状態に戻りさえすれば、あとはどこでもいいから、動きに参加していないところを参加させれば、それから先は生命体が持っている自然治癒力がやってくれる、と。

白柳　はい。なるほど……。

神田橋　それは、生じて消滅するという流れのなかにある生命体が、まだ消滅のほうに向かない水準であればよくなるし、消滅に向く水準であれば安らかな死に向かうことになる。

＊　＊

(125) Milton Hyland Erickson 一九〇一～一九八〇。アメリカの催眠療法家で精神科医。一九一九年ポリオに罹り、目以外の全身が麻痺した時期に、家族の会話を仔細に観察。言葉による伝達の意外な非言語的側面を発見し、後に独学により発展させる、従来の催眠とは趣の異なる技法に援用する。対話に暗示や逸話をちりばめ、融通無碍に相手の資質や経験を「そのまま活用」する技法で、クライエントごとに異なるアプローチを行った（※3）。

白柳　……ところでお訊きしたかったのですけど、発達障害について、先生はどのように理解されていますか？

神田橋　発達障害の理解はだいたい固定してきているね。

白柳　それは、こだわりが強いとかそういう部分ですか？

神田橋　脳の発育の凸凹で、能力に凸凹がある。なかでも目立つのがコミュニケーション能力の凸凹。コミュニケーション能力がよくないから、一般に社会生活が下手である——そういう状態が発達障害で、発達障害がある人というのは、自閉症スペクトラムに係わってくる。

白柳　愛着障害についてでは、ずいぶん以前に、私は先生からお話をお聞きしています。それでそのときに、先生のおっしゃる愛着障害とは、「何かの出来事をきっかけに生じた危機感を、それ以後もずーっと抱いている状態」のことなのだろうかと思いまして、「愛着障害という名前より危機意識保全症とか、そんな名前にしたほうがイメージしやすいです」と先生に言って、「内容の理解は合っている」と言っていただいたことがあります。

神田橋　そうですね。ボクの理解するところでは、愛着障害とは、ヒトを含む哺乳動物は、発達の途中のいろいろな時期に、愛情を向け、愛情を返される関係——愛情を向けたり向けられたりする相手との関係が、生活の重要な一部になる時期のあることが、調った精神発達のためには必要で、それが欠如したり不安定であったりすると、発達のなかに心の傷（深部記憶）として残る。そしてその傷が、類似の外界適応場面でフラッシュバックすると、その傷と意味的に重なり合うせいで、いまの関係がうまくできない。

白柳　では、もしも一回目の傷以降、類似状況が生じなかったとしたら、その人の愛着障害は見えないままなのですか？

神田橋　そうです。そのせいで、類似の愛着関係の場を避けるように生きてゆく。そういう生活パターンを身につけることで、愛着障害を乗り越えている人が結構います。それが見かけ上、自閉症との区別を困難にしている。

白柳　その場合の自閉症というのは、重度のではなく軽度のということですか？

神田橋　軽度発達障害による自閉症。発達障害の場合も、関係の場がうまくできないから、自閉することがあります。

白柳　発達障害で関係の場がうまくできなくなるのは、その人のその時点の脳では、環境というすごく複雑でデータ量の多いものを処理できないから、ですか？

神田橋　うん。自閉すれば、そういう場面は避けられる。愛着障害の場合は、愛着の場が含まれるような状況を避ける。場の全体を避けるから、一見自閉症と同じように見える。見えるけれども、愛着関係が生じてくる心配がない状況、愛着関係が混じることがない場面では、自閉は採らない。そして偶然に、愛情関係が登場するような場に接したときに、思いがけない破綻をきたす。よくあるでしょう。社会的に地位の高い人がバーの女の子に入れ込んで崩れたりするのが。あれは愛着障害を持っている人が、愛着場面でうまく、程よい関係をつくることができないから、それをしないで、ほかの面だけで処理していて、立派な偉い人間に、社会的地位になっていたのが崩れた、ということ。その違いで、現象的には区別できるね。

白柳　社会的地位の高い人が崩れる、というのは、そういう話なのですか？

神田橋　そうです。だからそういう人は社会的に成功しても、自分のなかに空虚を抱えている。そしてその空虚を表に出すと傷つきが出てくるから、空虚をじっとしまって。それでお金儲けができたり社会的地位ができたりしている。しかしその空虚を満たそうという欲求がなまじっか出てきたら、全体ががちゃがちゃになる。

だからコミュニケーション全般の障害をもつ発達障害による自閉と、愛情的対象関係という場だけを避けて、むしろしばしばそれ以外の関係では活発に活動するという、ひとつの工夫をしている人たちの、愛着障害による自閉とがある。

白柳　では愛着障害の場合は、まさにＰＴＳＤ的場面だけを避けて、避けたことで浮いた分のエネルギーはほかのところで使っているのですね。その見分け方はどうするのですか？

神田橋　見分けるのは簡単です。愛着障害の人には、なにか寂しいな、寂しい影があるなと感じる。

白柳　では「発達障害はあるけど愛着障害はない」人と、「愛着障害はあるけど発達障害はない」人との区別はつけやすいかもしれませんけど、両方あって、でもどちらがメインかはわからない人の場合は区別がつけにくくなりますか？

神田橋　つけにくいです。そしてしばしば、発達障害がある人は、外側の環境的な愛着状況は調っているにもかかわらず、本人の消化する能力がないために、愛着障害が起こってくる。一所懸命、愛情をかけて親は育てているけれど、こちらが味音痴だったためにそれがよくわからなくて、ごちゃごちゃされてかなわんとなる場合。その場合は、愛着障害はあるし、発達障害もある。

白柳　やはり先生の言われる「愛着障害」には、愛着の障害というより危機感とか、安心感の欠如のニュアンスが強いように感じます。

神田橋　通常の人間関係においては、「情け」のやり取りの要素が、どうしても入ってくるのです。そうすると、そこで傷つきが露呈する。それをもっと簡単に言うと、ふつう我々は、人間とのあいだで傷つくわけでしょう、成長の過程でね。でも犬との関係ではそういう傷つきが起こりにくいから、愛着障害のある人は、犬や猫と楽しくつきあっている。ところが、五歳のときに自分の好きだった犬が自動車にはねられて死んだというような経験をしていたら、もう、とてもじゃないけど犬とはつきあえないよね。

白柳　はい。

神田橋　姿が見えなくなったら「どうしたんだろう」となって。犬はやっぱり繋いどかなきゃならん、となる。これは、犬とのあいだに愛着障害の傷を抱えているので、「犬が苦手」になっている。犬を大好きなんだけど、犬はとても重荷だ、となる。

白柳　一度ロスを経験しているから。

神田橋　だから今度は、新しい犬とずっとつきあっているうちに、ロスによる傷は癒されることがありうるわけだ。前の犬の死は前の犬のことで、いまの犬のこととは別の話だ、となって。それが、通常の愛着障害の治療。だから二匹目の犬との関係のなかでフラッシュバックが起こって、そうしてそれが癒やされると、一匹目の犬の死が過去のものになる。けれど、二匹目の犬とのあいだでフラッシュバックが起こらないような関係ばかりを続けていると、先の傷は癒やされない。

白柳　——ん？　どうすればフラッシュバックが起こらない関係でいられるのですか？

神田橋　いつも家の中に入れておいて、外に行かさないようにすればできるよ。いなくなるとフラッシュバックするわけだから。

白柳　一匹目の犬を失ったこと自体が傷になっているのだとしても、二匹目の犬を見たときに一匹目を思い出すとか、二匹目をかわいがっているときにふと、「一匹目はもう愛せないのに二匹目は愛せている」と感じるとか、そういうことでもフラッシュバックは起こるのでないですか？

神田橋　徐々に起こって、癒やされていくものだね、多くはね。

白柳　それをまったく起こさせずに、二匹目の犬をかわいがることは可能ですか？

神田橋　犬の場合は、少しむつかしいかもしれない。人間の場合は、しているね、みんなね。

白柳　一人目を忘れて、二人目を、って？

神田橋　うん。そうすると、二人目の子どもが病気になった瞬間に、わあっとフラッシュバックが起こる。そしてその病気がよくなって、「ああ、病気になってもみんなが死ぬわけじゃなかったんだ。あの子は死んだけど、この子はちゃんと助かった」ということになると、一人目が死んだことによる傷は癒やされないけれど、そのことで現在まで引きずってきていたエネルギーだけは癒やされる。

白柳　犬の場合は、二匹目が助かったら一匹目が死んだことまで癒やされるのでしょう？

神田橋　いや、そこは癒やされない。そこから引きずってきている、自分の頭のなかの情動パターンが癒やされる。

白柳　ああ、一度あったことは必ず二度ある——とは限らない、という形で癒やされるのですか。……では、一度目のことは一度目のことで、癒やす方法はありますか？

神田橋　ないですね。ないと思います。

白柳　じゃあ……これは以前に先生からお聞きしたことですが、いわゆるボーダーラインケースは、愛着障害をもつ人がフラッシュバックを起こしている状態であって、その治療は「フラッシュバックを起こさなくする」ことしかない、と言っておられたでしょう。

神田橋　はい。そうです。

白柳　それは根本にある「一度目の傷」自体は治せないから、ということですか？

神田橋　そうです。

白柳　治せないというのは、ひょっとしたら自力でなんとか立ち直る人はおられるかもしれないけれど、治療的な意味での治し方というのは、まだいまのところわかっていないということですか？

神田橋　自力で立ち直る人はおられるかもしれません。でもおそらく、治せないと思う。どうしてかというと、我々のなかにある「なつかしいなあ」「あのときのことを思い出すと甘酸っぱい味が湧くなあ」という感覚と、フラッシュバックは同じものですから。同じメカニズムですから。

白柳　――そうか。「大事な思い出」のひとつになってしまっているわけですから――。

神田橋　「重大な」、ね。意味深い記憶にね。意味深い記憶が意味浅い記憶にはならないんです。ただ、「いま」と切り離されるだけで。だから思い出せばやっぱり悲しくなるし。だけど「いま」とのつながりは消える。たとえば蛇に咬まれた人がいるでしょう。そうするとその人は蛇が怖いでしょう。それでも何かの都合で蛇をどうにかしないといけないとすると、蛇の扱いがとても上手になるでしょう。そうすると蛇が咬んできてもパッと避けたりして。「ぎゃっ、蛇が来たっ！」と、フラッシュバックでうろたえることはなくなる。そして「俺はむかし蛇に咬まれてな。それからずっと蛇が怖かったんだ」と孫に話したりして。「あのときは怖かったな」と。

白柳　でもいまもまだ怖いのでしょう？　一回目の怖さはまだ残っているのですよね？

神田橋　残っている。だから孫が蛇のところに行ったら、「おい、危ないぞ！」と反応する。学習は、情緒的な負荷が付いていなければ、学習としての意味合いはないんだよ。孫が蛇のところに行ったときに、「わしはむかし、咬まれたことがあったんだよ。おまえも咬まれるのかな」と収まっているようであれば、コンピューターみたいなものだ。そうでなくて、自分が咬まれたときの子どもとしての恐怖と、泣き叫んだ記憶というのが孫のほうにパッと移って、「危ない危ない！」、「いかんぞ！」とならないと。これは、蛇に咬まれたことが一度もないおじいさんとでは、対応が違うんです。

白柳　知識だけで「危ない」と言っているのではない。

神田橋　だけど咬まれたことのあるおじいさんでも、その蛇への恐怖反応は、日常生活のなかには入ってこない。もうそれは、歴史上の出来事になっている。

白柳　フラッシュバックが起こるのは、蛇と孫のセットを目にしたときだけで、蛇だけなら、「怖いものだよ」と平静に言っていられるけれど、そこに孫が組み合わされると「ああっ！」となる。

神田橋　そうです。だから、情緒を伴わない経験は身につかないというのはそういうことです。ただ記憶にプリントされているだけの記憶は、人生には役に立たない。そしてこの情緒を伴った記憶とフラッシュバックとは同じことなんです。脳のメカニズム的に。

白柳　はい。

神田橋　そしてここで問題になってくるのが胎児期の愛着障害です。フラッシュバックを起こしても――、たとえば「親である自分」がわが子に対してなんらかの反応をしたとしても、記憶があれば、それをたどれば、いま自分のした反応が、「子であった自分」とその親との関係を反復したものだと気づけるかもしれない。ところが胎児期の愛着障害は記憶がないからね。「ここにフラッシュバックが起こっている」ことが認識できないんです。フラッシュバックしてくるのは気分だけだから。気分だけだから、癒やされる道がない。

白柳　たとえば胎児期から五歳まで愛着障害のない人がいたとして、その人が六歳になって初めて愛着障害を引き起こすような事態に直面したとします。

神田橋　たとえば親が浮気した、とかね。親が浮気して夫婦げんかで家の中ががちゃがちゃになって、お母さんが家出した、とかね。

白柳　――ああ、具体的ですね。そういう事態があったとしても、それは記憶の部分で癒やしうる。でも胎児期の愛着障害だけは別格ということですね。

神田橋　はい。

白柳　その癒やせなさは、先程の例でいえば、言葉を介さない愛着関係をつくっていた一匹目の犬を失ったときの悲しみが癒やせないことと重なりますか？

神田橋　いや、重ならない。犬の死は、記憶としてあるから。

白柳　あ、そうか。では一匹目の犬の死による傷は癒やせるのですか？

神田橋　そうです。癒やせます。

白柳　……え？　先ほどは癒やせないとおっしゃいませんでした？

神田橋　悲しみの感情自体は癒やせないですよ。でも感情の「波及」は癒やせる。

白柳　ああ、そうか。いくつのときの傷であっても、経験そのものの厚みは癒やせない。ただ、胎児期の心の傷以外は、後へ引きずらなくはさせられる、ということですか。

神田橋　そうです。それが認識というものの力です。認識によって乗り越える。

白柳　悲しいことがあったけれど、もう過去のことだなあ、と認識することで癒やされるわけですね。――これは私が〔まとめ〕に書いた理解ですが、「愛着障害とは環境のなかでの受け入れられなさだ」というのはいかがですか？

神田橋　うーん……。機能を発揮する場が与えられない。その場に恵まれない。

白柳　場に恵まれていない。――そんな時期の出現。

神田橋　うん。

白柳　発達障害は、体質的な話でしょう？　でも、1章で先生がおっしゃったように、発達はしますから、時間が解決する部分がある。双極性障害は体質だけど、発達障害における「発達」のような変化はしないですから、つきあい方の話になるのだろうと思いました。

神田橋　ええとねぇ、それは双極性障害という現象系。双極性障害というのは現象でしょう。

白柳　気分の波、という？

神田橋　波という。これがボクは、もうひとつ底にある問題に対する反応だと思っているんです。それが、ボクがいつも言う「気分屋的に生きれば気分は安定する」(126)ということですね。だからふつうの人よりも揺れが大きいように生きるように生まれてきている脳が、それを過剰制御されるせいで大揺れになる。

白柳　結局、「そういうもんだ」というつきあい方——自分は気分が揺れる体質なんだというつきあい方をすると、時間で変わるとか発達していくというのではないけれども、つきあい方でなんとかやっていけるという意味で——。

神田橋　そうです。自分をとりまく状況というものを、自分で、自分の体質に合うように変化させるという形で適応していく。自分のほうが環境に適応するんでなくて。

白柳　はい。

神田橋　自分の波に合うような環境をしつらえて、そこに適応的な外界をつくっていくという意味でやっていけばいいわけで。それが、双極性障害の人が事業に成功したり、いろんないい仕事をしたりする理由なんです。外界を変える。双極性障害の人は自分を変えるのではなくて、自分に合うように外界を設定するという形で自分に合った環境を探していくといい。放浪とかそういうのでもいいですしね。その意味では、体質は変わらない

　というあなたの理解でいいわけ。

白柳　では愛着障害は環境との齟齬《そご》で、ある種、受け身的なものであり、発達障害は体質的、双極性障害も体質的なものである、と。そういう素質を持ったり・持たなかったりする個体が、なんとかまわりに適応しようとするその無理が、限界を超えたときに起こってくる齟齬が適応障害、という理解でいいですか？

神田橋　そうですね。発達障害と愛着障害は、原因をその人の歴史に求めてつけたラベルです。適応障害は、「いま」。いまの本人の能力といま本人が置かれている状況とが、うまく調和していない、調和させることに失敗した状態が適応障害です。

白柳　はい。

神田橋　そうすると適応障害を起こす人には、愛着障害をもっているがゆえに適応障害を起こす人もあるし、発達障害をもっているがゆえに適応障害を起こす人もあるし、両方もっている人は著しく適応障害を起こしやすい。

白柳　そして両方もっていなくても、状況と自分とが調和しなければ起こりうる。

神田橋　そうです。そういうことも起こります。ボクがとてもお世話になった人で、精神病院の院長がおられます。もう亡くなられましたけど。その方がむかし、ご夫婦でロンドンに遊びに来られたから、ボクがいっしょにごはんを食べに行ったりしたんです。そうすると、明らかに様子がおかしいのね。物を忘れたり、「これどうするんだっけ」と言ったり。それでボクは、先生もついにお年かと思ったの。

　そのときは丁寧に手伝って。そうして日本に帰られた。その後、ボクがロンドンから帰ったら、「あのときは

（126）「双極性障害の診断と治療」（『私の臨床精神医学　九大精神科講演録』創元社、二〇一四所収）ほか、さまざまなところで散見される。

お世話になった」と言って一晩招待してくださった。そうしたら以前のままの先生なの。これが適応障害。

白柳　そんなに簡単に起こるのですか？

神田橋　もうあのとき、先生はお年だったから、場への適応力が落ちているのもあるけれど。適応力の落ちた状態で、外国という、あまりにも異質な情報のたくさんありすぎて、しかもそれを同時並行的に処理しなければならない場にいることで適応障害を起こしている。その姿が、こちらから見ていると、現象としては認知症なんだ。認知活動が全然、もうめちゃくちゃなんだから。

白柳　それは英語が使えるとか使えないだけのことではないのでしょうね。

神田橋　英語も多少は使えただろうけど、初めての外国旅行だったから。それが日本で招待されたときには、むかしと同じ、頭の非常にいい、気配りのうまくできるすばらしい先生で。びっくりした。

白柳　もしその先生がロンドンにおられるときに治療することになったとして、そのときの診断が認知症でなく、正しく適応障害だったとします。その場合は、症状を改善するためには、本人が適応していくための時間が必要、ということになりますか？

神田橋　そうです。まずはできるだけホテルのなかにいて、ホテルのなかの生活に慣れたら、近所に買い物に行ったりして。そうしてなじんでいけば、一カ月もすれば治る。

白柳　それが、日本で生活していて、本人はそこで適応して生活していかなければならないのに、一カ月とかもっと長い時間を超えてもなんらかの破綻をきたしたままなのが、症状としての適応障害ということですね。

神田橋　はい。そこの場に合わせる能力の、潜在している部分が刺激によって引っぱり出されるわけでしょう。トレーニングとはそういうものです。外側からの刺激に引っぱり出されて能力が高まる。それにはある程度、時間がかかるから。
だから、「適応障害だけど時間とともに解決するわ」とか「急がずじっくり、一歩ずつ踏みしめて行きなさい」という助言だけで済む適応障害の人もいっぱいいるわけです。だからあなたの場合で言えば、「階段の上り下りさえしなければ施術の必要のない人」ということがあるでしょう。

白柳　ああ。ありますありますあります（笑）。

神田橋　それと同じ。

白柳　整体と関連づけて言いますと、私が施術している感じでは、ケガをして癒着のできたところは時間が止まるようなのです。これはたぶん、「ケガをして本調子になっていないこの部分は、現在、使えません。だから凍結させます」ということで、それが瘢痕《はんこん》組織をつくる意味のひとつだと私は理解しています。瘢痕組織はほとんど血液が通わないのですけれど、壊死《えし》(127)はしません。ということは、はたらかないけれども保存はしているわけです。
そしてその状態のまま時を過ごすというのは、いわば時が止まっている状態なので、たとえば赤ちゃんのときに傷めた骨というのは軟らかいままです。それが、そのまわりの癒着をほどいて、骨が骨としてはたらきに参加しはじめるようになると、突然、硬くなってきます。そういうことから想像すると、人間の身体というのは、無事に生まれたところからがスタートで、よーいドンで全部の組織が同じタイミングで死ぬように——。

神田橋　いちばんハッピーだ。

(127) 生体の組織や細胞が局所的に死滅すること。また、その状態。火傷・感電などの物理的原因、腐食剤・毒物などの化学的原因、血液循環障害・神経性障害などの病理的原因によって生ずる（※1）。ここで白柳が想定しているのは主に血液循環障害による壊死。

白柳　ハイ。そうすると、きれいな老衰になるのだろう、と。でもそれをある一部分がケガをして、そこは、若いまま。するとその若いままを保つ──保つというか、支えるためにほかの部分は無理をするから、そちらは老いる。そうやって、一個のまとまりのなかで若い部分と老いている部分とができてくると、老いている部分は早く何かしらの形で壊れようとするし、若い部分というのはいつまでたっても仕事に参加できないままで、結果的にはまあ、同じひとつの身体のなかにあるのだけれど、うまくいかないパーツになってしまう。そうやって全体の足並みがまちまちになってくると、病が出てくるんじゃないかと思うのです。

神田橋　うん。ボクもそう思う。

白柳　で、先程、先生がおっしゃったように心身一如あるいは心身不二として、心のことを考えると、神経症のような適応障害で無理をかけている部分というのは、ある種、時間が止まっている部分と理解していいですか？

神田橋　うん。

白柳　そうすると、適応障害という状態になったときは、自分のなかの、何かしらどこか一部──、本来全部が動くはずの心の一部を殺している状態になるでしょうか。いや、殺してないのか。治ることはあるのだから、押さえ込んでいる状態ですか。

神田橋　うん。寝ている状態。そこだけ寝てる状態。

白柳　寝てる？　寝てるのかな（笑）。──そうすると、押さえ込んで黙らせている部分が動くようにすれば、適応障害というのはほどけるのですか。

神田橋　うー……ん、動かないようにしていることが、適応の方法でもあるわけだ。だから、そこを動かすと、よりよい適応に行くはず──か、いまはまだそれを動かしちゃいかんはずか、というのを、あなたはしているような気がする、整体で。今日はもうこれ以上施術しないでおきましょうとか。

白柳　先生もいっしょですか？

神田橋　あぁ、いっしょです。で、それを選ぶのは、そこの部分にかなり、生体全体が苦痛感を出していれば、ああこれは、動かす時期が来たんだ、ということで。それでそこに苦痛感を持つということは、生体がそこに希望があるというふうに、もうぼつぼつこの適応方法はやめて——。

白柳　動きたいなあ。

神田橋　動きたいなあ、——と思っているけどハウツーはない。それが苦痛感だから。だから苦痛感は、自然治癒力の最低限の表現型である、と。だからそこに、対症療法[128]というのがしばしば、功を奏する意味があるのではないかと思う。痛み止めとかなんかね。だけど全体の構想なしに対症療法をやると、ある場合は、せっかくの叫びを鎮静させてしまって、チャンスがなくなるかもしれない。

だからそこでどうしたらいいかというと、あんまり強力な対症療法をしないで、なんとか、生体の自然治癒力というのを想定して、それがはたらきやすいように、何かが邪魔してるんじゃないかというふうに想像して。苦痛の声を制圧するんでなくて、その苦痛の声は何を要求しているのか読もうとする、ヘレン・ケラー[129]のサリヴァン[130]先生の視点が必要なんじゃないかと思う。ヘレンがひっかいたりなんかするのは、何かをわかりたいとか把

(128) 症状を軽減する目的で行われる治療（※5）。疾病原因の除去を目指す原因療法と対置される（※1）。
(129) Helen Adams Keller　一八八〇～一九六八。アメリカの社会福祉事業家。生後十九カ月で盲聾唖となり、サリヴァン女史の教育を受ける。身体障害者の福祉事業に尽力、世界各地で講演。日本にも数度訪れる（※1）。
(130) Anne Mansfield Sullivan　一八六六～一九三六。ヘレン・ケラーの家庭教師。献身的な指導によりヘレンの才能を引き出した（※1）。

握したいとかいう叫びのような気がする、と思いついたサリヴァン先生のような精神が要るんだと思う。そうでなければ、ボクにしてくれるあなたの整体は、もっと早く進むはずなんだよね。

あなたがしてくれる整体では、次回は、それまで施術しなかったところを施術するようになる。それはボクの身体が「ここが異和感だ！」とかいって、何か、あなたのほうに信号を送るからだと思うの。

白柳　はい、そうです。

神田橋　それが、いまそこを施術しろという生体からのニーズをとらえているわけで。あっちこっちを触って、「ここはどうかな」と言ってしているわけではないから。そこが、技術論のいちばん根本なの。

白柳　相手からの出方を待つ、ということがですか？

神田橋　その生体の声を聞くということが。それは心という概念を使おうが、身体という概念を使おうが、いのちのニーズの発現形としての苦痛——不快感というかな。それを聞き取って、それを制圧するんじゃなくて、それと手を結ぶというのかな……手を結んで、その不快感が出ないように、不快感を出さないように、——出さないようにじゃなくて、出る必要がないように。ここのところはものすごく微妙なところで正反対なんだよね。

白柳　そうですね。原因をなくしてしまったら不快感は出る必要がないですもんね。

神田橋　ウン。苦痛とか不快感というものは、治療的なサービスを要求している「いのち」の声である、と。

白柳　——先生、まとめるの、うまいよなあ（困り笑い）。

神田橋　（笑）そりゃ、しゃべるのはこっちの世界だから。

白柳　そうですけど……ねえ……。困ったわ……。

4章　心の縛り（紐）と身体の癒着

〈二〇一六年十月四日〉

白柳　前回の続きですが、私は先生のされている治療の要点を「発達障害」、「愛着障害と双極性障害」、「適応障害」という三つの区分、それと「抱え」と「揺さぶり」というようにまとめていました。ですが、前回のテープ起しをしている途中で、実際は、本人がかかえている引っかかり点を、抱えることよりどう揺さぶるかがメインだったのだな、と気づきました。

「抱え」は、相手を揺さぶるときに、揺さぶりの害を小さくすることと、その人の焦点とこちらの焦点とを合わせることとに係わってくる。だから、技法の根幹が「抱え」と「揺さぶり」になるのだなと気づきました。ではなんのために「抱え」と「揺さぶり」をするのかというと、どういう由来があるにしても、最終的に適応障害がある。そしてその適応障害の部分を動かすためには、改善させるためには、「揺さぶり」をかけるしかないのだな、と。

神田橋　ちょっと、違うけどな。あとで説明するけど。

白柳　それでその「揺さぶり」をうまくして、揺さぶられているその人をきっちり抱えることによって、揺さぶられた部分は全体に戻ってくる。そのために「抱え」と「揺さぶり」という技法があるのであって、これは適応障害を動かすための技法だ、と。まずはこの技法を使えなければならない、と、そのように理解しました。

神田橋　少し遠いところから話すとね。保守と革新なんだよ。ボクの、生体というものの理解から見ると、保守が主流で、革新が寄生している。革新が保守をつぶすほどに力を持ったら、国が成り立たない。だから多くの革新は、保守をつぶした途端に保守になってしまうんだ。そうでなかったら国はつぶれるから。

でも革新がないと、保守は時代遅れになって世の中の流れについていけなくなるから。だからそこに革新というものの存在意義がある——という政治論を考えて。そうすると、「生体の自然治癒」とは、「生体の維持機能」があって、そしてその維持機能の許容範囲内での「自己揺さぶり」があって、それによって自然治癒という現象の構造ができあがっている。それで時代が変わると、適応していくために革新部分が動いて、揺さぶりをかけて、全体が変化していく。

白柳　この場合の革新というのは学習ですか？

神田橋　そうですね。学習への意欲ですね。

白柳　え？　学習する行動そのものが本体を変えるわけですから、革新と呼べている部分は学習の意欲ではなく行動それ自体、でしょう？　でも適応障害は自然な学習ではどうにもできなくなっているから問題なのであって——。

神田橋　学習によって得られる、新しいパターンが、本家を壊してしまう。

白柳　——と恐れている、でしょう？

神田橋　いや、壊してしまっているのが適応障害。つまり、保守のなかのまだ壊れてはいけない部分までも変えてしまっているから、やっていけなくなる。

白柳　「壊してはいけない保守の部分を壊さないために、革新の動きはとめておかなければ」という過去の学習自体を、さらに新しい学習で変えることができなくなっているから、保守の部分が動かなくなっているのではないのですか？　それである意味、守られているのではないですか？

神田橋　それがうまく機能すれば、世捨て人みたいになる。個体は混乱しない。もう学習の世界から、適応の世界からリタイアして。それが引きこもりとかいうような、適応を必要としている場から、離れる――離れるというのも適応ではあるけど。

適応障害といっているのは、適応しようとしていろんな症状が出ているから。適応の失敗ではなくて、適応しようとすることによって生体の自助活動が破綻している状態、それを適応障害というんだ。だから田舎に引きこもったりなんかして、農業だけして自給自足で生活している人は、適応障害ではなくて。

白柳　ハイ。そういう生き方ということですよね。

神田橋　うん。そういう生き方。それで内側の揺さぶる力とそれを抱える力が破綻しない程度の場を選んで、そこに居を移している。

白柳　そしたら適応障害というのは、揺さぶってはいけない部分を揺さぶってしまっている状態なのですか？

神田橋　そうだと思う。

白柳　でもそうしたら――、「揺さぶってはいけない部分を揺さぶってしまっている状態」に対して、先生がされる揺さぶりというのはなんなのですか？

神田橋　だからほとんどの治療というのは、まず「抱え」がある。まず「抱え」があって、「抱え」こそは治療の根幹なんです。で、「抱え」というもののメタファーは、「穏やかな田舎」みたいなものです。もうこれ以上、適応の努力はせんで、ちょっと休んでおけというのが「抱え」。そうすると外側との関係のニーズで、それを取り込んで学習しようとするはたらきが一度ストップするから。そうすると、生理機能のようなものが安定するから。それで立ち直って、それでよければもう治療はおしまい。「田舎」で暮らす。

白柳　保守の部分――、本体の部分があるでしょう？　そしてそれに対して新たな学習を引っ付けていくでしょう。そしてひとつ引っ付けて……。

神田橋　それでいままであった保守と引っ付けた部分とがなじんで、そこにフィードバックシステム[131]が完成すれば、その全体が新たな保守です。

白柳　学習の完成ですよね。ですけど、何かしら自分のなかから湧いてきた欲を、保守の自分が引き受けられない状態であった場合に「動くな」ととめる部分が、新たな学習でもあるのでしょう？

神田橋　とめるのはまだ「環境」なんだ。治療者がとめるわけだから。

白柳　あ、いえいえ、治療の場でなくて。適応障害というのは、自分が動こうと思ったときに、それが動いては破綻するよ、と、自分でとめる、自分でやめておくことを学習するのではないですか？

神田橋　自分でとめておくという学習は、外から来ないよね。すでに蓄積されている学習体系のなかから拾い出してきて使うわけ。それが、「たくさん失敗した人はしぶとい」ということになる。たくさん失敗した人は、失敗をつくろっていく学習を何回も何回も歴史のなかでくりかえしている。その蓄積があるから、今度も、「これは危ない、やめておこう」という判断がはやい。既成の学習系列のなかから拾い出してそれを使うから、苦労している人はタフだってことになる。

白柳　ちょっと待ってください。自分自身が動こうとするでしょう。でも動くことで痛い目に遭ったことがあったとして、これは動いちゃいけないという自主規制をかけるでしょう。で、その自主規制のせいで自分が動けなくなっているけれど、でも動きたい、というのが適応障害でしょう？
神田橋　そうですね。
白柳　このとき、動きたいと思っているけれどとめているのも自分で、動きたいと思っているのも自分で。そこで、「とめている自分は、とめすぎじゃないか？」という「揺さぶり」が、治療になるのでしょう？
神田橋　いや……。そうではない。一方でとめているでしょ。他方にニーズがあるでしょ。これはどちらかが勝《まさ》っている状態なんですよ。ニーズのほうが勝っているときは、「まあまあちょっと静かにしなさい」と言ってとめるほうをするけど、多くの場合は、とめているほうが勝っているから動きがとれないわけですよね。そしてニーズはあるから、不愉快なわけです。で、そのときに「揺さぶり」は何をするかというと、「ここに二つの力がせめぎあっているねえ」と言う。それが「揺さぶり」。理想的な「揺さぶり」。
白柳　そうしたら――、動きたい自分があって、とめている自分があって、という状況で、自分自身で自覚できているのは動きたい自分だけなんですか？
神田橋　うん。
白柳　それで、「あなたは動きたいと言っているけれど、それをとめているのもあなた自身ですよ」という話をするのが「揺さぶり」ということですか？
神田橋　はい。それで両方でせめぎあっていて、で、「なんでそうなっとるんじゃろうか」と言ったら、「そうなってきたことについては、わけがあるんだろうね」と。それがいちばん理想的な治療の形態なの、「揺さぶり」の。

(131)　フィードバック制御。閉ループ制御。系の出力が入力に反映される制御のこと（※5-2）。

するとその理想的な「揺さぶり」というのは何かというと、ものが見えてくる。苦しんでいる人を、悩んでいる人に変えていくんだ。それが最も安全な、ほどよい「揺さぶり」なんだよ。

「抱え」と「揺さぶり」というのはね、患者さんが、いま困っている問題があるでしょう。それをどう解決するか、ということです。これは山上敏子[132]先生の名言があって、「変わりやすそうなところを標的にして、変えていく」という視点でするわけです。そのためにサプリメントを考えたりする。だけどボクは脳が見えるから、脳を見て、発達障害だとか愛着障害だとか判断してサプリメントを勧めます。これは、脳の現状に対する治療ですね。援助です。そして、そうしておいてとりあえず、いま変わりそうな部分だけを変えていく。

白柳　先生が使われる援助には、サプリメントや気功、整体的な施術などがありますけど、私が拝見していると、それらの援助は、あくまでひとつの補助手段で、メインのところは言葉で治療されているように思います。

神田橋　それは本人のなかに「明るい未来像」を植えつけているんです。

白柳　言葉で？　言葉に限らず？

神田橋　いや……言葉を通して、ハウツーを教えることによって。ハウツーというのは未来に向けてのものでしょう。

白柳　はい。「使いこなせたらできるようになるよ」。

神田橋　だからその人に使いこなせそうなことを。たとえば「東側の窓のカーテンを開けて寝なさいね。そうして朝日が入ってくると、脳の時間が修正されていくからね」と。これは、本人が嫌でない限りは簡単にできることだ。そうすると、「何か手の打ちようがある」という希望を与えることができる。それがひとつ。

　そしていままで受けてきた治療は、本人が嫌になっているよね。嫌になっているからボクのところに来るわけだから。だからいまボクがほとんどの人にいちばん最初にするのは、前の治療について「あ、それはここが悪かったよ」とか「これはあなたには要らない薬だよ」、「この薬はやめたら？」、「これはとりあえず飲んでおいて」とかいうふうにして、本人の薬に対する嫌悪感に、ポジティブな評価をするわけです。「これをイヤだと感じているあなたは正しいよ」と。そうするとたとえば、その患者さんにとっては発達障害とその治療というものが、少なくともボクの前に座っているときにはメインテーマになるわけでしょう。その重要な局面であるメインテーマについて、患者さんは、「あなたは正しい」と言われたことがあまりないから。

白柳　それは適応障害の人が相手でも同じですか？

神田橋　同じです。たとえば長らく適応障害に困っている人に対しては、「あなたには、耐えてがんばる素質があるよ」と言ったり。そしてそのときには、「あなたには耐えてがんばる素質があるんだけれど、身体のほうが、もうまいっちゃってるわねえ」と、身体と心を分けて言う。それは「まだがんばろう」という気があれば、そうするし、「まだがんばろう」という気がなくなれば、もうぼつぼつこの辺でがんばるのをやめておこうという方針が立ちつつあるでしょう、と。

白柳　本人に、「方針が立ちつつある」ということですか？

神田橋　うん。「あなたの心身は同じ方向を向いているじゃありませんか」と。

白柳　「心のほうはまだがんばろうと思っているけれど、身体のほうは音を上げている」と状況を言葉にするのは、心と身体はどちらもがんばろうと思っていたけれど、物理的にもう限界が来ているのでないの、という方向に、妥協するというか、その考えに乗る。あるいは、もっとがんばろうと思っている心に合わせて、身体をやりくり

（132）一九六二年、九州大学医学部卒。米国テンプル大学に留学。九州大学医学部精神科神経科講師、国立肥前療養所臨床研究部長を経て、二〇〇一〜〇七年、久留米大学文学部教授。早良病院勤務。専門は行動療法、精神療法。（『私の臨床精神医学——九大精神科講演録』神庭重信編著、創元社、二〇一四より）

してがんばらそうと思う、そのどちらかを、本人に選ばせるということですか？

神田橋　そう。選ばせている。

白柳　では、ここでもまた二者択一が出てくるのですね。この「あなたには選択肢がありますよ、選択権がありますよ」と示すのは「抱え」なのですか？

神田橋　そうです。「私は何もできない」と思っている人に、「選ぶことくらいはできるんじゃない？」と示す。たとえば「これ食べる？」と訊くと「いや」とか「うん」とか言う。これは一歳児や二歳児でも言う。いちばん原初的な自己決定権の行使なんです。それならできるだろう、と。そして本人が決めてきたら、「ああ、それはいいね、賛成だ」と、決めてきたことに賛成する。

白柳　その「あなたが決めることに賛成する」、「あなたが決めたことに賛成する」という姿勢は、若干は「揺さぶり」にもなりますか？

神田橋　うーん……ボクの「賛成する姿勢」自体が「揺さぶり」になることは少なくて、本人のなかの「自己揺さぶり」の誘発になるかな。

白柳　「え？　私が決めていいの？」という「揺さぶり」ですか？

神田橋　いやいや、本人のなかの自己揺さぶり。いままで、しようか・しまいか、しようか・しまいかと同じところで止まっていたのが、「あ、しよう」、「自分で決めよう」と動くことは、「自己揺さぶり」。現状を変更する方向へ動こうとする本人の志向性に、エネルギーを与えているから「揺さぶり」になる。

白柳　では、とにかくその場で動けなくなっている人に「あなたの前に選択肢がありますよ」と提示するのは「抱え」で、「あなたが選択したらいいよ」「あなたが決めたほうでいいよ」と言うことは「揺さぶり」になるのですか。

神田橋　そうです。だけど本人のなかにもう、「こっち」と決める気配があるときに「ああ、それ賛成だなあ」と言うと、それは、自分で自分を揺さぶっていこうとするその人の動きを抱えることになる。

白柳　こちらが選択肢を出さないうちに、本人がもう選択をしかけている場合は、それを後押しすることが「抱え」になるのですか？

神田橋　後押しせんでいいよ。承認する。自分の選択に賛同者がいるということ。あなたは、ひとりで決めているけれど、それに賛成する伴走者がここにいるよ、と示すことは「抱え」です。

白柳　選択もできずに止まっている人に、選択肢を出すのは「抱え」で――。

神田橋　いや、選択もできないでいる人に、選択肢を出すのは「揺さぶり」です。選択肢が定まっている人の選択を抱えれば、それは、その人の自己揺さぶりを抱えたことになる。

白柳　「Aにしようと思うのです」という人に「いいね」と言うのは、「AにしようかBにしようか迷ったその人自身の揺さぶり」を抱えているということ――？

神田橋　AとBという平衡状態からAに踏み切ろうとしている、そのことを抱えているわけです。「その線でいいじゃない」と。

白柳　AもBもなくて止まっている人に、「AとBがありますけどあなたが決めたらどうですか？」と言うのは――。

神田橋　「揺さぶり」。

白柳　え、そうなんですか？　ではその人への「抱え」は？

神田橋　その人への「抱え」は、「たしかにAとBとどっちを選ぶかというと難しいよね」。

白柳　そこまでが「抱え」？
神田橋　はい。
白柳「難しいけれどあなたが決めていいよ」は「揺さぶり」？
神田橋「揺さぶり」。
白柳　――では「難しいよね」と言って抱えて、選択肢を見せた時点で「あなたが決めて」と言わずに、こちらが何も誘導しないでおけば、そこで自然に「揺さぶり」が発生するということですか？
神田橋　そうです。「抱え」だから。だから「そうだ、こうして迷っているのは当然のことなのだ、わけがあるのだ」となると、少し、迷って決められない自分がダメなのだということは消えるでしょう。そうするとたいていの場合は、どちらかが動きだす。どちらかの方向へね。
白柳　それは自分のなかの「揺さぶり」なのですね。
神田橋　そう。「抱え」によって、自分のなかの「揺さぶり」が開発されるわけです。開発されない場合には、「そこで勇気を出して、どちらかを選んではダメよ」と言う。「それぞれに一理あるのだから、動かずに考えるというのは、こういうときのことを言うんだよ」。
白柳　それは「抱え」ですか？　その場合、言われたほうはどうなるのですか？
神田橋「抱え」であるけれども、あなたのいる平衡状態、押しも引きもできない状態の、力の構造をいっしょに考えようじゃないかという、「抱え」でありながら別の方向への「揺さぶり」でもあるよね。それを「白柳さんの〔まとめ〕に対する反応」（以下、〔ボクのまとめ〕と略。一八七頁）のなかでは、観察する精神を平衡状態から救出して、平衡状態を眺める人にすると書いた。

白柳　はい。

神田橋　たとえばあなたの場合であれば、「ここを押さえると痛いでしょう、ほかのところと違って痛いでしょう」と言って、「あ、ほんとだ、ここが悪いのですね！」とお客さんが言った瞬間に、「痛い痛い」と言っていた人の位置から「あ、ここだ」と言う人の位置へと救出されるわけです。

白柳　はい。

神田橋　そうすると救出された人は、施術者と同じ目線にいるわけでしょう。それで「こんなときに私は、こんなふうな施術をするのですよ」と言って、「はあー、なるほどね、そんなにするのですか」となったときには、もうその痛みは外在化された、本人にとっては他者になるのです。

白柳　――すごいですね。そう言われるとそうかと思いますけど、自分では全然わからずに言ってますね。――でも複雑で微妙な技術ですね……。私はもっと単純に、最初の例で言うと、動きたい保守ととめたい革新があるときに、とめなくてもいいのでないの、と誘うことが「揺さぶり」なのかと思っていました。

神田橋　ああ、それは、野球の指導とかそういうときには行われることがありますよ。

白柳　どういう意味でですか？

神田橋　たとえばピッチャーに、「おまえが打者を意識しすぎるからだ。打者なんかいないと思って、打者なんか無視して投げてみろ」と。で投げてみて良ければ、「その感覚を、打者がいるときも使えば、もっとおまえの投球はよくなるんじゃないか」と、そういうような形で、本人の動きを邪魔しているものを指摘してやめさせる、というのはありますよね。それをすると、どんどん伸びるわけだけれど。

白柳　その場合、打者がいなかったことにするというのは、とめている側を自分の意思で動かすことはしない、ということですね。

神田橋　そうですね。

白柳　その代わりに、私の半分を捨てろということですね。そうではなく、動きたいけど動けないのは、とめている自分もいるからではないのという形で両方を意識させれば、「あれ、私はどちらがしたいのかな？」と、その人のなかで考えが展開するかも、ということですか？

神田橋　うん。で、程よいところが見つかるだろう。だからいいコーチは、「こいつはもっと伸びる素質があるはずだ」と思えば鍛えるし、伸びる素質がないと思えば、「まあこれでよかろう」と二軍で様子を見たり。未来の可能性に対する読みがあるんですよね。でその読みというのが、最近ボクが言っている、「幼稚園時代に出ているものはいまもあなたのなかに残っているから、それを思い出して使うと可能性が広がるよ」ということです。

白柳　それは、とめている自分との係わりで言うと、どういうことになるのですか？

神田橋　幼稚園のときなら、とめているものは少ないから。素質がのびのび出ているから。それがあなたのなかで眠っているものだから。それに注目すると、伸びたいという欲求の、伸びていく方向が多様になるでしょう。過去に学習したものが使われないでストックされているわけだから。そうすると、その多様なものが出てきて、とめている力をくぐり抜けたり、押しのけたりするだけのエネルギーが育ってくれれば、揺さぶりの危険は少ないよ。

白柳　でもその場合は、動きたいと思っている部分に向けて、「とめられる前にあった原初の時代を思い出せ」と言っているのですよね？　とめている部分を意識させるのではなくて。そして、幼稚園時代というのは「動けていない自分」への注意の向け方であって、それは、最終的にとめている部分がなくなったときに戻るべきその人なりの本来の自由な状態に近いにしても、「いま、とめている部分があって窮屈しているでしょ」という話をするには、とめている部分があるでしょうという「揺さぶり」が要るのではないですか？

神田橋　要るんだけど、「むかしはああいうこと、できていたよな」とか「いまでもすればできるかもな」と言うと、動きたい部分が膨れるでしょ。膨れることによって、とめている部分が意識しやすくなる。どうしてかというと、幼稚園時代からあったものが、どこかでお休みさせられた歴史というものがあって、それが、とめる部分の中核としていまもあるから。だから、いまのニーズととめているものとの間の葛藤――いまは葛藤と意識されていないんだけれど、その葛藤の起源がこの時代にあることが意識されてくると、いまある葛藤が意識されるようになるんです。原型のほうが意識されやすくて、そしてそちらが意識されると、よく似た形のいまの状態が意識されるようになる。たとえば、「受験のために二年で野球部を辞めたよな、あのときは残念だったなあ」ということが思い出されると、それと同じ形のものがいま、ある、ということが意識されやすくなるから。これはフラクタル[133]だよね。

白柳　でも「受験勉強でやめたよな」という話は幼稚園時代ののびのびしたころのことではなくて、とめが入った瞬間の話ですよね？

神田橋　そうです。野球を、運動を一所懸命やっていたころの愉しさは、幼稚園時代からずうっと続いて自分のなかにあったものだということでしょ。それが外側の事情で――、「自分は受験も大事だと思ったからがんばって野球は辞めた」と、ここは葛藤しているでしょ。それは意識できやすいから。そしてそれと同じ形がいま、ある、というのは、とめているものの存在に気づくのに役立つ。

（133）部分が全体と相似（自己相似）となるような図形。雲の形など自然の中の複雑な図形に見出せるほか、コンピュータグラフィックスを用いて表現される。一九六〇年代に数学者マンデルブローにより新しい幾何学の概念として導入された（※１）。

白柳　直接、とめられたときの話をすることよりも？

神田橋　とめられたときの話からスタートするのが、従来の精神療法です。内省精神療法の[134]「歴史を顧みる」というのはそこから始まったんです。そこがスタートラインです。そして「いまのあなたのにっちもさっちもいかない状態の原型はあそこにあるんだよな」ということになると、そこから先はいままで、不幸の時代ですよ。

白柳　はい。とめる自分と、とめられる自分に分かれたわけですから。

神田橋　うん。この場合、とめる自分と、とめられる自分というのは、たとえて言えば、後ろ手に紐で縛られている状態です。後ろ手に縛られている状態であっても、手を使わなければ不都合は感じない。手を使おうと思ったときに「あれ？」と気がついて、不都合状況が生じる。そして、ボクの仕方は、「縛られている自分は、あなたの素質が認めた部分で、縛っている紐は、素質が認めていないようなものだから、自分を大事にするというのは、縛られている自分が大事にされることなのじゃない？」というのを送り込む。とめる側を揺さぶるのではなくて、とめられている側の力を増やすことで、とめられている側がとめる側を揺さぶるようにさせる。

白柳　たしかに、とめる側のいちばんの起源は外力です。その場合、紐というのは言葉ですか？

神田橋　長い間に、本人の血肉に近いところに位置するようになった、もともと言葉に由来する「フォーム」のようなものです。初めは言葉だったけれど、やがて血肉化して、身体とも言葉とも区別できないくらい、しっかり身についたフォーム。くせ。〔ボクのまとめ〕には「固着、もしくは凝り」と書いたけど。

白柳　先生の場合、縛っている紐の部分は言葉でほどきにかかられるでしょう？　言葉でほどくということは、そもそも縛っている部分も言葉なのですか？

神田橋　いや、違う。

白柳　では言葉単独ではなくて、言葉から由来して本人の生活習慣のようになってしまっている部分を、言葉だけでほどいていくということですか？

神田橋「もう長年そうやって来ていると、窮屈とは感じないでしょうが」と言ったとすると、これは言葉ですね。

白柳　はい。

神田橋　そしてこの言葉によって、窮屈な状態が取れるわけではないですね。

白柳　はい、直結はしないでしょうね。

神田橋　取れないけれども、揺さぶられますよね、窮屈という状態は。「ああ、そういえば窮屈だ」と言って。それで本人のなかに、縛っているものと縛られているものとの間の葛藤関係が、そこで初めて生じるわけです。だから葛藤関係が生じるように言葉を投げかけるのです。そうすると言葉がしているのは、本人の注意を誘導している。感覚の向け方を誘導している。

白柳　紐で縛られている感覚はないし、後ろ手で縛られている感覚もない人に、「あなた、手を後ろで縛られていますよ」と気づかせるのですか？

神田橋　いや、「なんか身動きが自由でないみたいね、なぜか知らないけど」と言うと、本人がごそごそ動いてみて、「たしかにそうだな、なぜだろう？」というふうに思う。紐で縛られているみたい、というのはこちらの感触でしょう。でもそうではなくて、本人の内側に、自由には動けないもともとの事情があるのかもしれない。

白柳　肩を傷めているとか。

(134) 内省・内観は、自己の内面を見つめ、自分自身の心のはたらきや状態を観察・探求すること（※1より）。内省精神療法は、そういった内的作業を伴う種類の精神療法をいう。

神田橋　はい。だから本人が不自由さをなんとかしたいと試行錯誤するのを報告してもらったりして、いっしょにまた考えて。「なんだろうなあ、いつごろからそうなったかなあ」と言って。あなただったら「追突されたことはありますか?」と訊いたりするでしょう。それで「では追突事故でその辺りに傷がついたのかもしれませんね」と考えて。そうして不自由構造の明確化をする作業があるでしょう。

白柳　うーん……、でも私の場合はもっと簡単ですからねぇ。そこで私とは話が違ってきます。先生の場合は、自分を縛っている「紐」と、「紐で縛られている自分」と、でもその「不自由を感じなくなっている自分」と、〝登場人物〟が三者出てくるでしょう。

神田橋　そうです。

白柳　そして、三者のうちの、いちばん歴史が新しい「不自由を感じなくなっている自分」を揺さぶるというか——。

神田橋　「気づかない」というのを揺さぶるの。

白柳　あ、そうか。その不自由を気づかせる作業から、徐々に、水が浸み込むように、縛っている紐と縛られている自分という状況に気づいて、「あれ?　実は私は動きたかったんじゃないのかな?」と、本人が勝手に気づきはじめるのですよね?

神田橋　そうです。

白柳　でも身体の場合、登場するのは二者なんです。

神田橋　あなたが動物に施術をするとすれば、二者ですよね。でボクが動物の治療をしたとしても二者ですよね。ボクが言いたいのは、第三者が登場することによって、ヒトは、霊長類からヒトになったんです。だから人間の持っている苦しみや悩みのなかに、かなりの部分——ボクは大半だと思うけど、第三者の登場によって作られている病というのがあるんです。

白柳　紐のたとえで言うと、その紐というのは本来なくてもいいものでしょう？

神田橋　そうです。

白柳　文化的に作られていたり、家族環境的に作られていたり。人間関係のなかで作られた幻の紐でしょう？

神田橋　たとえば「きちんと正座をしましょう」と言うことは、その人の身体を縛るでしょう。そういうの。

白柳　そうですよね。私が言っている二者は、紐が幻ではないのです。現実に、あるのです。幻の紐で縛られて動けなくなっているのではなくて、「現実に傷ついた筋肉」という紐のせいで、現実に不自由さを身体は引き受けています。

人間の身体は常に、たとえ一部分を動かすだけであっても、筋肉や皮膚のレベルでみれば全身が関与しています。ですから筋肉にできた現実の紐は常に縛りになります。ですが、常に縛りとしてある紐が許容する範囲内で動いているうちは、とくに不都合は生じません。現実の紐を超えた動きをしようとして初めて、縛りがあって、その縛りをかばうために症状が出てきて、という状況ができます。

神田橋　そうだね。

白柳　そして私の作業というのは、現実の紐を探して、見つけて、切ることです。

神田橋　ああ、そこ。そこにね、あなたがボクの技法を取り入れてくれるといいと思うの。

白柳　どのようにですか？

神田橋「ここが縛られているようですから、いまからゆるめますよ」と言ってから施術するのと、「来てごらんなさい」と言ってそのまま施術するのとの違い。そうすると、施術がうまくいったときに「ああ、よくなった！」という認知が、よくなってから生じるのではなくて、よくなる前に準備されている。

白柳　お客さんが「ここに現実の紐があるのかあ」と思えるということですか？

神田橋　「はあー」とか「へええ、そんなもんかねえ」とか。「そこがいまから施術されるんだなあ」と注意していると、それが取れた瞬間、「ああ、よくなった」となる。

白柳　その実感は、ある人とない人とがおられるようです。初めて店に来られた人の最初の施術のときには、説明がてら話します。「あなたは肩が痛いと言ってここに来られましたが、肩が痛い原因は腰に問題があるからです。だから腰から施術しますね」というようなことを――。

神田橋　そこ、そこ。そこであなたの施術がもっとソフィスティケートすると思うんだ。「今日の見立てではどうも腰に問題があるように見えるけれども、そういう見方についてどう思いますか？」、「何か思い当たることはありますか？」と訊いて。「だから今日はここだけ施術して、それで肩の痛みがどうなるか見てみましょうよ」と言うと、本人は施術される人ではなくて、二人でする整体活動に参加する人になるから。だから「見立て」であって、見立てというのは仮説であって、という雰囲気で言って。それで施術して「どうですか？」と訊く。

白柳　――すると私は「わかった顔」で施術しすぎるということですか？

神田橋　そう！

白柳　「ここですわ」ではなくて「ここかな？」。

神田橋　「ここですわ」、「してやるから」、「ほら！」、「だろうが！」って言うから――。

白柳　（笑）ええー、そこまで言ってるかなあ。

神田橋　うまくいくと「神の手を持つ施術者」になってしまう。「もう全部お任せすれば、いちばんいいようにあの先生が決めて、ぱっぱとやってくれる」。神の手を持っているというふうに言われると、有名になるのと、うまくいかなかったときに恨まれるわけです。騙された、とか。「こういうふうにこういう見立てでしますから、評価の用意をしておいてくださいね」と言って施術して、「どうですか？」と評価を訊くと、いっしょにしているから、訴えられることはないでしょう。

どうなるかというと、文句は言われる。「先生の見立ては外れますね」とか言われて、「あ、そぉお」とか言う関係にはなる。あなたのいまの仕方だと、「そうですか、悪いんですか、任せなさい」という感じになって、「お任せします」となって、うまくいかなかったときに、自分もがっかりするけれどお客さんも「なんだ」となる。――でもあなたの仕方のほうが、いま、多くの医者がしていることなんだけど。「あなたはうつ病です。うつ病にはこの薬です。飲みなさい」。

白柳　私が店でしている仕方では、半分くらいですよ、きっと。半分くらいは相談してますからね、たぶん。

神田橋　でも全部相談の形にもっていくとね、どうなるかというと、一方では「相談ずくで施術してくれる先生」ということになる。もう一方では、「底知れぬ技術力を持っている先生」にもなるわけです。

白柳　なんでですか？

神田橋　「いま、さしあたってはこういうふうに見立ててしますけど」と言うでしょ。

白柳　「まだまだ次の手があるで！」ということですか？

神田橋　ええ。すると、「まだ次の手、まだまだ次の手も持っている人じゃないかしら?!」

白柳　（大笑い）そんないいものになるかなあ。

神田橋　なるよ。相談し合って分け合えば、気が楽になるよ。こまやかに、こまやかに心を配ることによって、気が楽になる。

白柳　でもいまの話をお聞きしていて思い当たるのは、やっぱり奇天烈《きてれつ》な部分があるのです、私の施術の仕方には。自分でしていて思いますけど、「肩がこりました」と来られたお客さんの、肩を触らずに施術するのって、ものすごく説得力がないのです。

私がいまよりもっと下手だったときには、一回目の施術のここぞというときに、結果が出せていなかったりしましたし。そうすると、肩こりだと言ったのに、肩に施術もせずに帰らせた、ということになりますから、どうしても、「私がした施術はまちがっていないし、いい加減をしたわけでもないですから。まだ途中なんです」という防御線を張らずにはおられなかったのです。

神田橋　それはあるのでしょうね。でも相手のほうにセンサーの準備をしてもらう作業をしておけば、「ああ、三分の一くらい軽くなった」とか、そうなりますよ。

白柳　そうですね。このごろは、その感じが出ているように思います。

神田橋　あなたの技量でね、まったく自覚症状が動かないということは一回目でもありえないよ。

白柳　でも、本当にわからない人はおられますよね。

神田橋　だからその人たちにはセンサーを――。

白柳　いえ、センサーというか、改善の目安を伝えてもわからないみたいです。

神田橋　あ、そう？　たとえば肩を自分で上げてもらって、痛くなるところまで上げてもらって、その高さを調べる。それで施術して、また上げてもらって、「ほら、これだけ上がるようになった」とするとわかるでしょう。

だからはじめに不都合の状態をいろいろ調べておいて、それで動きそうなところを測定しておいて。そうでないと感覚だけではわからないものね。

白柳　そうなんですよね。ご主人は気づいておられて、奥さんに「このごろ顔色がいいなあ」と言っておられるのですけど、ご本人は「痛いまんまだ、なにも変わっていない」とおっしゃられて。

神田橋　うちにも来られるよ。うつ病の人で「ぜんぜんよくなりません」ってね。ボクが「あなたはむかしはゆっくりしか話されなかったけど、近頃はどんどんしゃべられますね」と言うとね、隣にいるご主人がね、「ほら見てごらん、先生もちゃんとわかっとるがね。ようしゃべるようになったがね。よくなっとるよ」。本人は「いや、憂鬱です」と言って。

白柳　本人は気づかれないでしょう？　どうされます？

神田橋　「まだ、本当のところはよくなっていないんでしょうね」と言う。

白柳　そうですよね。その感じはわかります。実感できるほど変わっていないのは確かなのでしょうから。

神田橋　「どうしてかというと、治療の効果が現われるのは枝葉のところからですから。私たちは、枝葉がいいほうに向いたら、この治療はいい方向は向いていると思いながら、やっていくのですよ」と。

白柳　はい。

神田橋　枝葉のところがよくなったら、「最終目標は何か？」と訊くような人がおられますね。

白柳　はい。

神田橋　「最終目標は、再発しないような心身になることだけど、そこまで行ける人は少ないけれど、一応、目標としては立てている」。

白柳　「少ない」と言うのですか？

神田橋　うん。「少ない。治ってしまうけど、また再発してまた治療する、という人は多いけれど。最終目標は、そういうことをしたりしながら、再発はしない。同じ病気では再発しないというのを目標にしてやっていますよ」。あなたの場合は、再発しない人はすごく多くなるでしょう。

白柳　そうですね。私の場合は身体の修理ですから。「壊れている部分」が減ってくると、一応、再発は起こらない理屈です。ですからやっぱり腕が上がってくると、一回の施術で出せる結果も変化も大きいですし、うまくいくと、二回目三回目の施術で「ひと山越えますよ」という話が出てきます。そうなってくると、肩こりで来られて、肩に施術せずに帰ってもらっても、「でも身体ってそういうものですから。まちがって施術しなかったのではなく、違うところから施術するのが私の仕方ですから。とりあえず、触れるところからしか触れませんので、こういうふうにしているのです」というようなことを言っても、結果がついていれば納得はされます。

神田橋　うー……ん。「触れるところから」と言わないほうがいいね。

白柳　なぜですか？

神田橋　「いちばん最初に強い薬を使わないのと同じことで、安全なところから、安全なところから治療を進めていこうと、それが正しいと私は思っています」というような言い方があるんじゃないかと思うけど。

白柳　そこで紐のたとえに戻るように思います。先生の場合は、まず幻の紐を自覚させると、やがて患者さんはその紐に対して自分の欲求をぶつけることになるでしょう。そのとき、動きたい自分と、動きをとどめる紐とのぶつかり合い、というのは大きい話でしょう？

先生の場合は、大きい話をいきなり展開させるのは大激突になって危険です。だから、安全な、小さいところから動かしていく。でも私の場合は、現実に筋肉の傷痕という縛りがあって、しかも症状を抱えて整体に来られる方であれば、その縛りは一本二本ではないのです。太さのさまざまな一〇本の紐で縛られていたりします。ですからいちばん太い、いちばんきつい紐を選んで先に切っていくほうがご本人が楽なのです。だから、いちばん大きなところからしか触りません。

ただ身体にとっては、いちばん縛りの大きいところはいちばんの弱点でもありますから、その点、身体はすごく慎重です。さあ、施術を始めますとなっても、最初のしばらくは、いちばん悪いところはたいてい施術できません。わりと問題の軽い枝葉の部分から触らせてくれて、そのときに触り方のうまさを許されているように感じます。そして枝葉をそこそこ上手に施術できて合格となったら、そのときになってようやく、「実はいちばん具合が悪いのはここなんです」というように、大きい問題がどーんと出てきます。そしてこの初回の施術で触った大問題の部分は、たとえば三十時間とか五十時間とか作業を積み重ねていくと、「やっぱりここが核心だったか」と戻ってくることが多いです。

たとえば、追突事故の後遺症で肩の痛い人が来られたとします。その方が、運転者です。この場合、癒着は力のかかっていたところ、つまりお尻、背中、太もも、ペダルを踏んでいた足の裏にできている可能性が高いのですが、まず施術ができるのは、いちばん程度のひどいところ、たいていはお尻です。この時点で、たとえば足の裏を検査してみても癒着は見つかりません。つまり、お尻がいちばん太くてきつい紐、ということです。そして実際に施術して、お尻の癒着がある程度まで剝がせると、それ以上お尻には施術できなくなります。そこで改めて全身を検査して、今度は背中の癒着が見つかる。まだ足の裏の癒着は見つけられません。そして、背中の施術がうまくいくと、そこでようやく足の裏の癒着が見つかる、という具合です。

お尻、背中、太もも、足の裏、とひととおり施術が進むにつれて、症状は軽くなっていきますが、ゼロにはなりません。そうするうちに再び、お尻の癒着が検査で見つかります。最初の施術で剝がしきれなかった分です。そうして何巡かしながら、見つかるものから、触れるものから、癒着を剝がしていきます。

施術はひとつずつしか展開しなくて、この人に全部でいくつの癒着があるか、どこがどの程度深刻か、といったことは私にはわかりません。常にそのときいちばん深刻な、縛りのきつい癒着から施術する。それが親切でもありますけれど、経験的には、そうしかできないとも言えます。

ちなみに追突事故の場合、症状は肩・首・頭に出ますが、そこに癒着が見つかることはほとんどありません。傷めたお尻をかばって無理をしていて、その無理が限界を超えたために悲鳴をあげている、だけのようです。

神田橋　なるほど。

白柳　本当に傷めているのはお尻ですが、お尻に自覚症状は出ません。そしてまた、自覚はできませんけれど、肩がお尻をかばっています。だから、自覚症状はかばっている肩に出ていますが、その自覚症状を楽にするためには、お尻を改善しなければなりません。

神田橋　でもそれを、どんなふうに言うの、お客さんに？　——言い方ですよ。肩が痛いわけでしょう。あなたにはお尻のところからつながってきていることが見えるわけでしょう。だからお尻に施術すればいいとわかる。でもそれを本人に「ああ、そうなのか」と納得させるのに、いまのような話をしても本人にはわからないよ。

白柳　えっ！　わかってくださいますよ！

神田橋　たいていわからないと思うけどなあ。わかったようなふうに言うだろうけれども。

白柳　「お尻をねー、かばっているからですよー」と言うと——。

神田橋　あ、それならわかる。「私の見立てでは、お尻が悪くて、そのお尻をかばって肩が無理を強いられていると思うのですよ」と。

白柳　そうそう、ハイ。

神田橋　「一応、その考えで施術してみますから、肩のほうを見ておいて」。

白柳　ん？　見ておいて？

神田橋　そう。じいっと注意しておいて、と。

白柳　お尻を施術しながらですか？

神田橋　そう。本人は肩のところに症状が、訴えとしてあるわけでしょう。その訴えが軽くなっていけば、お尻を施術するという私の見立てが正しいことになるから、肩の症状がどんなふうに動くか・動かないか。「まったく動かなければ、見立てがまちがっていることですから」と言って、本人に注意を凝らしておいてもらって、「どうですか？」、「肩の具合はどうですか？」と訊く。

白柳　ああ――。訊いたり・訊かなかったりですね。

神田橋　それをしたらいい。たとえば風邪を引いていろいろな症状が出たときに、「これはウイルスのせいでいろんな炎症が起こっているのだと思うから、抗ウイルス剤を使います。それでウイルスが減ってくれれば、三日くらいでいろいろな症状は減っていくはずですから、ちょっとそうしてみましょうか。苦しかったら、咳止めや解熱剤を使ってもいいけれど、そうすると抗ウイルス剤が効いているのかどうかよくわからないから、あなたが我慢できるようなら、ウイルスの薬だけ出して、あとの余計な薬は出さないという治療があるのだけど、どうしますか？」と訊くでしょう、優秀なお医者さんは。つまり「症状というのは、センサーとしての役割をすることがあるので、症状の様子をじいっとあなたがセンサーとして観察していれば、本当に私の施術が効いたのかどうか、ただ症状を消すだけなのかがわかりますよ」と言う。

白柳　では「ここの症状で困ります」と来られたお客さんに対して私は、「根本の原因はこちらですよ」と説明してはいるけれど、「根本の原因を動かしてみるから、症状が変化するかどうかみておいてね」と言わなければいけないのですか？

神田橋　そうです。それで「私の見立てが正しければ、施術している間に、施術の間だけでも、なんらかの変化が症状の部分に起こるはずだから。起これば、その変化は帰られた後も少しずつ進行していく。根本の部分の改善が進行しているかどうかが、症状の変化によって測定できます」。

白柳　――わかりました。私は「根本に目を向けています」と説明するけれど、その時点で、お客さんは観察物を取り上げられた格好になるわけですね。

神田橋　そうです、ええ。それだともったいない。もったいないというか、本人はお任せするしかなくなってしまう。

白柳　それは、おもしろくないですね。

神田橋　観察を続けられると、こんな話になりますよ。「帰ってからその日の晩は、よけいに痛くなって眠れませんでした。だけど翌日に目が覚めたら、すーっとよくなってきました。歯医者に行って歯をいじってもらった晩に痛くなるのと似てますね」って。そうするとあなたは、「その要領で、いま症状のあるところを注意していてもらって、施術があたっていれば、似たような経過が起こりますからね」と言えば、「ともにある」という感じがするでしょう。

白柳　はい。

神田橋　あなたは、責任をもって引き受けていることをおもてに出しすぎるから。責任をもって引き受けているんだけど、「まあいっしょに、あっちこっち試行錯誤しながらしようじゃありませんか」というふうに言う。接客術。接客術だけれども、精神療法はそういうものだから。「評価者としての役割だけでも、あなたもしてね」と言う。だって、痛い・痛くないはこちらには見えないわけだから。

白柳　そうですね。

＊　＊

白柳　ところで先生の話に戻りますと、先生の技法の根幹が「抱え」と「揺さぶり」だと私が思ったのは、前回のテープ起こしをしていたときです。前回、先生が文字言語有害論を言われました。そのときは納得できなかったのですけど、テープ起こしをしていて、私自身も、おそらく近いことは思っていると気づきました。近いことを思っていて、それが自分の感じにぴったり合った言葉で言われるとすんなり納得できます。でも近いことを違う言葉で言われると、異和感が残ります。なぜその言葉を使うの、というレベルの異和感から、違うことを言われているのかな、という異和感まで、おそらく幅は広いのでしょうけど、「ぴたっときた！」という感じは得られない。

　でこれも前回ですけど、自分の窓枠と同じ窓枠から景色を見てもらうと、それが「抱え」だというようなことを言いました。自分と同じ窓枠の、自分と同じ焦点に、ぴたっと合ったところからものを言われると、言葉がすっと入ります。

神田橋　入りますね。

白柳　ですから「抱え」とか「揺さぶり」といったときに、その窓枠がぴったり合っていなかったとすると、言われていることが的を射ていても、腑に落ちないことになります。「なるほど、あなたの言う通りかもしれません」と頭で理解・納得はしても、「あああっ、そうだったのか！」と深く受け止めるところまではいかない。深く受け止めてもらうには、いかに相手の窓枠に合わせるかという技術が必要で、そのためには共感するとか理解するではなく、先生の言われる「身になる」[135]レベルが要るのだと思いました。

神田橋　そうだと思います。

白柳　だから結局のところ、いちばん大事な技術——技術としていちばん大事なのは、身になる、なのだな、と。

神田橋　こんなふうに言うとあなたはわかるかな。大事なのは、「抱える」と「揺さぶる」ではなくて、「抱えられる」と「揺さぶられる」だ。

白柳　患者側が？

神田橋　うん。「抱える」と「揺さぶる」は、すでに本人のなかにあるわけ。生体の自然な成長力と言われるものは、対処行動の集まりと、「抱え」と「揺さぶり」とによって構成されていると図式化すると、「抱え」も「揺さぶり」も、もう、本人のなかにあるわけだ。そうすると、内なる「抱え」に同調してもらい、内なる「揺さぶり」に同調してもらう、ということが良いわけで。

白柳　そうですね、はい。

神田橋　それが、「抱え」の世界も「揺さぶり」の世界も、同じあるいは非常に近似した窓枠であれば、現象が生じる、と。

白柳　はい。

神田橋　だから翻訳が難しいのは、英語でＬＯＶＥといっても日本語の愛とは広がりが違うから。そして同じ日本語でも、その人が持っている語義と別の人が持っている語義とでは違うでしょう。たとえば「うちのお母さんは非常に厳しかった」と言ったときに、「それは愛のムチというふうにも取れるけど？」と言うでしょ。それで窓枠がぴたっとなれば、「ああ、そう！」というふうになるし、合わなければ、「なに言っとるんじゃ」というふうにもなるから。そこで治療者側が「いや、それは愛のムチだよ！」というふうにすると、折伏《しゃくぶく》[136]ということになる。折伏洗脳。

白柳　いわゆる教化[137]、みたいになるのですね。

神田橋　そうです。そうすると、内側はますます動かないものになるから。そしてそういうことが起こりやすい人は、折伏洗脳を受けてきた人。受けてきた人は、治療者の折伏洗脳をも受けやすいわけだ。

白柳　しかも結果的には何も変わらないでしょう、腑に落ちたりしないのですから。

神田橋　悪くなる。それが心理療法で悪くなる結末のひとつだよね。

白柳　窓枠にぴたりと合わせてもらえて、自分の感情にぴたりと合わせてもらえたら、その後に気の利いた言葉とかは、私なら要らないですね。気の利いた言葉とか、何かしら言い得て妙な表現ではなくて、自分が感じたのと同じ重さで「そうね」と言ってもらえたら、そしてそのことで「ああ、この人は本当のところをわかってくれたのだわ」という感じが得られれば、それでもう充分、「抱えられ」ている。そうして、当人の見ている世界を共有

(135) 神田橋條治『追補　精神科診断面接のコツ』岩崎学術出版社、一九九四、第十章参照。
(136) 相手の悪や誤りを打破することによって、真実の教えに帰服させる教化法。破邪（※1）。
(137) 教え導き、よい方向に向かわせること（※1）。

してもらい、表現してもらえたら、そこでもう「抱え」も「揺さぶり」も起こるのでしょう。

神田橋　うん。次のプロセスが動きだす。それが、ロジャーズ[138]が言うクライエント・センタード[139]なんだよ。

白柳　はい。ところで、先生が前回、文字言語有害論を言われたでしょう。その考えに私が納得できなかったのは、身体は、明確に「いま・ここ」[140]を持っているからです。

身体のもつ「いま・ここ」のいちばん強烈な現われのひとつは、風邪を引いてしんどいときに、元気なときの自分の元気さの感覚・実感をありありとは感じられないことです。もちろん、「元気なときにはこうしていた」という記憶はあります。ですから頭で描く自分の思い出やイメージと、いま現実に身体が表現できる身体の技能・技量とは、ぜんぜん質が違うと言えます。

神田橋　文字言語がない世界の人は、その「ぜんぜん違う」が少ないと思う。

白柳　「失った故郷を思って」とか、「母の思い出に涙する」とか言うときの「故郷」とか「母の思い出」は頭のなかの記憶でしょう。それに故郷特有のにおいとか、抱っこされている手の感覚とか、おんぶされて揺れている記憶のような身体記憶がつながってくると、その部分は、身体感覚との連絡の話になります。そしてこの身体感覚との連絡の有無は、文字言語の有無の差より大きい気がします。

神田橋　大きいかもねぇ。

白柳　文字言語があれば、読んだ知識を我がことのように語る、ができます。「江戸時代の生活はそんなじゃないよ」とか。生活したことはなくても、知っていたら言えます。そして、いま私が風邪を引いてベッドから起きられない状態であっても、「昨日の私は元気だったからこんなことができた」と記憶で語ることはできます。この場合、語りのなかの「江戸時代」と「昨日の私」の間の差と、実感としての「昨日の私」と「いまの私」の間の差では、実感における「昨日の私」と「いまの私」の間の差のほうが大きいように思うのです。

神田橋　それは大きい。

白柳　身体的なものというのは、ほんとに、「いま」の状態が基準なのです。身体的でない、アタマ的な部分においては、もっている情報に身体記憶があるかないかだけの差で、身体ほど「いま」性はないでしょう。なくても成立するでしょう。

神田橋　うん。

白柳　先生は文字言語有害論という形で文字言語のほうに注目されましたけど、私は、「いま」を備える身体感覚への信用が薄くなっていることのほうが問題な気がします。たとえば、お客さんから「次はいつ来たらいいですか？」と訊かれて、私が「いつでもいいです、しんどいときに来てください」と言ったとします。そうすると

(138) Carl Ransom Rogers　一九〇二〜一九八七。アメリカの心理学者。精神療法家。一九四二年の『カウンセリングと心理療法』において「患者」の代わりに「クライアント（来談者）」という用語を用い、クライアントに指示的、指導的に接するそれまでのカウンセリングに代わって、「カウンセラーはクライアントの力を信頼し、非指示的、共感的に接する」ことを提唱した。後、臨床の場を離れて、一般人を対象として「出会い集団（エンカウンター・グループ）の実践」や、さらには国際平和の活動家としても活躍した（※3）。

(139) クライアント中心療法、来談者中心療法ともいう。一九四〇年代ロジャーズによって、精神分析と行動療法の批判のうえに創生された精神療法である。人間学的人間観を背景に、クライアント自身の主体性を生かし、自らの力で自らの価値観に気付き、望む方向へと自己改革を進めていけるようになることを目指す（※3）。

(140) 現在性を象徴的に表現する言葉。here and now。過去の体験や考え・感情・行動の理由を重視するのではなく、治療セッションの最中に現れる認知・感情・行動および治療者との関係の理解に重点を置く。力動的心理療法、ゲシュタルト療法、家族療法等、多くの学派において用いられるアプローチである。源流はO・ランクに発するといわれ、また実存主義的現象学の影響も指摘されるが、これを最も徹底させようとしたのはゲシュタルト療法のパールズとされる。（『APA心理学大辞典』G・R・ファンデンボス原著監修、繁桝算男ほか監訳、培風館、二〇一三および『現代のエスプリ別冊　臨床心理用語事典　用語・人名篇』小川捷之編、至文堂、一九八一より）

「しんどいときっていつですか？　一週間後ですか、二週間後ですか？」と訊かれる人がいます。「あなたがしんどくなったとき」という基準よりも、こちらが決めた「二週間」という基準のほうを信用される。

そしてまた、「いつでもいいです、しんどいときで」と言うと「わかった」と言われて帰られて、三カ月後に来られます。そして「いつからしんどいですか？」と訊くと、「三週間前から」。「じゃあなんで三週間前に来なかったの？」と訊くと「いやあ……、まだ早いかなと思って」とか。「前回の施術の後、一週間でもうしんどかった」、「じゃあどうして三カ月も開いたの？」、「いやあ……、なんとなく」とか。かと思うと、「いつでもいい」が数カ月後とか数年後とかになって、しかもピタリとよいタイミングで来られる方もあります。これははっきり個人差が出ます。どれくらいが自分の身体のしんどい、整体の行きどきなのだろうということが、ぴたっとわかる人とわからない人が見事に分かれるのです。

神田橋　それはあるね。でもそれはグラデーションでしょう？

白柳　……グラデーションでしょうか。……程度の大きい・小さいはあるのかもしれませんけど、わからない人はほんとにわからないみたいです。

神田橋　それをボクは、文字言語に支配されている程度の大きさで、分けられているんじゃないかと思う。

白柳　私は、「頭で考えたことは正しい」とか「理屈で、理詰めで考えて出した結論は絶対的に正しい」とか。どちらかというそのような話じゃないかと思います。

神田橋　それは人間というものが大脳皮質を持ったために、猿とか犬よりもその傾向は強くなるよね。盲導犬とかはそういうのも学習できているんだろうけど。——で、その傾向をさらに強力化するために、文字言語というものが発明された。

白柳　うーん……。理詰めを採るか直感とか感覚を採るかというのは、考え方のクセみたいなものだと思います。それでいまは英米系の科学が結果を出していますから、理詰めで考えて理詰めで結論を出したらそれは正しい、という方向の考え方が強くなっているんじゃないかな、と。中国の古い科学は、化学式とかいった発見はない代わりに、発明品というモノを作って結果を出すそうなんです。これはすごいことだと思うのですが、それを紹介する本[141]にさえも、いかにも肩身が狭そうに書かれているのを読んで、びっくりしたことがあります。でも、この「法則は知らないけれど結果は出せた」という仕方は、身体の感覚の部分に近いと思いました。

神田橋　ウン、そうだね。

白柳　「なんだかわからないけれど嫌な気がする」というときに、「理由はわからないけれど、たしかにそんな気がするのだから従おう」とする仕方と、「理屈で考えたらこうこうだから大丈夫、気のせいだな」とする仕方があるとすると、いまは理詰め派が優勢なのだと思います。そして理詰めの流れに乗りやすい人は、自分の身体の感覚という曖昧なものよりも、理詰めで考えて納得したことのほうに、よりなじみやすい。

神田橋　それは、ボクの論では、身体の感覚とかへの信頼が、文字言語によってだんだんとないがしろにされてきた歴史があると考える。

白柳　でも先生の説明をお聞きしていると、文字言語というより、合理主義[142]礼賛みたいな部分に異和感を感じられ

（141）藪内清責任編集『〈中公バックス〉世界の名著十二　中国の科学』中央公論社、一九七九、七頁。
（142）①すべてを理性的に解釈しようとし、合理的なもののみを認めようとする考え。②近世ヨーロッパの理性中心の認識論・哲学説。真なる知識の起源を感覚的経験にではなく理性的思惟に求め、生得的・明証的な原理を基礎に導かれたもののみを確実な認識であるとする。イギリス経験論に対して、デカルト、スピノザ、ライプニッツなどの大陸合理論が代表的。合理論。理性論。唯理論（※１）。

ていると考えるほうが、私は納得がいくのですが。

神田橋　ボクは合理主義というものは、文字言語が登場するまではなかったと思っているんだ。合理主義こそは、文字言語が生み出したもので、生体とは切り離されている——。

白柳　先生が言われる文字言語は、音声言語とは別物ですか？

神田橋　そうです。

白柳　でも音声言語でもかんたんな理屈はつくれるでしょう？　またジャネですけど、ジャネが、カゴとリンゴの理論[143]、ということを言っています。

動物は、「あ、リンゴ見つけた。採ってこよう」で終わりです。人間は道具を作れるようになったときに、カゴを作ってリンゴを入れるということを思いついた。このとき、カゴを作っているときには、「なんだかわからない空いているもの」をつくっているのであって、リンゴには直結していません。でも、せっせせっせとカゴを作れば、両手で二個しか持てなかったリンゴが、五個、運んで持って帰れる。カゴを作る動作とリンゴを採る動作とは直結しないんだけれど、でも道具として使うときには役割が直結している。これって合理でしょう？

神田橋　うん、そうです。

白柳　文字言語は関係ないでしょう？

神田橋　……長い棒と短い棒があって、バナナがあって。短い棒で長い棒を引き寄せて、そして長い棒でバナナを取る、という実験があるじゃないですか。これはチンパンジーができる。これは合理的、ですね。

白柳　ですね。文字言語は関係ないですよね。

神田橋　関係ないです。

白柳　合理が、直結している動作と結果との間に、なにかしらの中間保留を入れていくことであるとするなら、文字で書きとめなくても覚えられる程度の短い保留であれば、文字言語がなくても成立するんだと思います。

神田橋　文字言語があれば、時間と空間が離れたところにも伝えられるでしょう。文字言語は、そういう普遍性、汎化のための道具として登場したと思うんです。だからその結果、合理性というものが急速に膨らんでいく助けになったですよね。

白柳　文字言語は、時間と空間を超えて現場の「いま・ここ」を縛るでしょうが、合理主義は、自分が理解できる範囲のなかで、因果関係を連鎖させていく側面があります。Aが起こるならBだろう、Bが起こるならCだろう、Cが起こるならDだろう、と。このとき、自分に見えている範囲のなかで因果関係を結びつけていきますから、自分がまったく想定しない「因」が生じることを想定はできないまま、因果を組み立てる部分が、どうしても残ります。そしてその場合、その因果論で立ち上げた因果は、完全な「合」理ではなくなります。

ですから、理詰めで考えたことだけを「正しいもの」と考えて身体のことを縛るのには、私は抵抗があります。もうちょっと、「私には理由はわからないけれど、身体がイヤといっているのだから、イヤと判断しておいたほうがいいのかな」などの形で納得する部分が、あってもいいのじゃないの、と思います。そんなわけで私は文字言語より、あまりに合理主義を信じすぎることのほうが、ちょっと嫌だなあ……と思うのです。

神田橋　うん、よくわかる、それは。

白柳　因果関係による推測とか推論のすべてを、ムダとか有害とか思う気はないのですけど、自分には理解できない

（143）ピエール・ジャネ『人格の心理的発達』関計夫訳、慶応通信、一九五五、第十二章。

形で因果関係も生じうるし、自分では完璧と思える推論にも、例外やまちがいはある、という距離はあってほしい。そしてそうなれば、身体的な感覚反応のような、自分でも言葉では把握できない、表現できない種類の因果関係を、信頼する余地が出てくるように思うのです。

私の区分でいうアタマ脳・カラダ脳で考えると、カラダ脳はおそらく、理屈の上では、どこの筋肉に癒着がある、癒着があって、はたらけていない、ということをちゃんと知っているはずです。血流の加減とかを調節しているのですから。

神田橋　そうだね。進化の歴史としてそういうふうに設定されるはずだから。

白柳　うー…ん、進化まではわかりませんけど。カラダ脳は、でも、把握しているすべてを、アタマ脳には伝えません。カラダ脳は、また、アタマ脳からの情報をもとに動作を組み立てているはずなのに、その組み立てをどういうふうにしたのかも、アタマ脳には返しません。だから、身体のここに癒着があって、そこをかばうためにこちらが無理している。それでしんどくなっている、という状況であっても、アタマ脳に自覚できるのは「しんどい」だけです。

神田橋　そうだね。結果だけね。

白柳　「なぜここがしんどいのか」は、私も、自分の身体についてはわかりません。ほかの人のことでしたら、見て、状態を読んで、ここに癒着があるのじゃないかと予測したりしますけど、自分自身の右肩のこりが、どこの癒着のせいで起こっているのかはわからないのです。自分の身体に関節検査をしないことには。

神田橋　そこんところ。そこに検査が入るとわかるようになるというのは、どうしてかな？

白柳　検査は機械的な作業ですから。

神田橋　機械的な作業は、アタマ脳がしているわけ？

白柳　え……っと、検査で起きていること自体は、アタマ脳である私にはわかりません。検査の反応はカラダ脳が拾います。その拾った反応を、アタマ脳にわかる形で表現する、というのが検査の意義です。

関節検査を使うときに、最初のうちは実際に接触する必要がありますけど、使い慣れると、実際に接触しなくても、直感的に「そこですよ」と判断できるようになります。これは、「カラダ脳が身体を介して返してきた反応をアタマ脳が読む」手順を踏まなくても、身体に起こりつつある反応そのものを把握するアタマ脳の感覚が鋭くなるからだと思います。そしてそうなると、関節検査という検査作業は必ずしも要らなくなる――完全に要らなくなることはないと思いますけれど。

神田橋　要らなくなるよね、だいたいね。それは、アタマ脳とカラダ脳の接続がよくなるということ？

白柳　いや……あ、ああ、そう言えばそう言えるでしょうか。

神田橋　このへんがだるい、というのはアタマ脳がわかるじゃないですか。その感覚がもっと精緻になっていけば――。

白柳　あ、そうじゃないです。関節検査で起こした身体の変化を、アタマ脳が直接拾えるようになるだけです。

神田橋　――そこのところがわからんな。

白柳　私の右肩がこったとするでしょう。このとき、右肩のこりの原因は、左肩に癒着があるからだな、とはわかりません。

神田橋　右肩がこったな、というのはアタマ脳がわかるわけでしょう？

白柳　はい。そうです。

神田橋　その感覚が、だんだん分化成長しても、左肩に癒着があることはわからない。でも検査の結果生じた「ある感覚」は、アタマ脳が拾えるでしょう。だから検査というのは、アタマ脳とカラダ脳を連絡させるための方法であるということ？

白柳　……ちょっと違うと思います。検査というのは、カラダ脳に生じた反応を身体の動きとして増幅させて、アタマ脳に理解させるものなのだと思います。身体に検査をすると、カラダ脳に混乱が生じる。その混乱は身体に現われて、その身体の反応をアタマ脳が拾う。この一連の検査を何度も何度もくりかえしていると、身体に起こる混乱のパターンを、アタマ脳が学習するのだと思います。

神田橋　うん、うん。そうするとそれはアタマ脳の感覚が育つわけだ。機能が進化する。

白柳　育つというか慣れるというか。ハイ、そうだと思います。

神田橋　いろいろな検査法を身につけることは、アタマ脳とカラダ脳の連絡をよくする健康法になりうるね。

白柳　いろいろな検査というのは——関節検査のことですか？

神田橋　検査ならなんでも。血圧検査とか、「あ、いま足が冷たいな」とか。

白柳　え？　冷たいな、は感覚でしょう？

神田橋　感覚がシャープになっていくことは、これはアタマ脳がキャッチしているわけだから。足が冷たいな、ということをカラダ脳がキャッチしていても、それはアタマ脳には伝わらないじゃないですか。それで触ってみて「あ、冷たい」ということをしていくうちに、だんだんとアタマ脳とカラダ脳の連関が育成されていくというふうに言えるかな。

白柳　それはダメだと思います。自家中毒みたいになるんです。

神田橋　どこが違うんだろう？

白柳　身体のなかのことはカラダ脳が担当しています。そのうちで、意識的に改善しなければならない問題については、アタマ脳に連絡が来ます。それが、痛いとか冷たいとかの感覚です。「痛い」という感覚が生じたときに、「あ、カラダ脳から連絡がきている」と拾うことは、アタマ脳に必要な仕事です。痛くなくするような行動を、アタマ脳は考えなければなりません。ですからアタマ脳は、カラダ脳が言ってきたことに対してはシャープに応える必要があるし、できるだけの処置をとることも必要ですが、何も言ってきていない状態で、アタマ脳のほうから探りを入れることは状況を悪くするように思います。

神田橋　悪くするというのはどういう……？

白柳　これは女性の小説家かどなたかが何かに書かれていたことですが、「夫が台所仕事を手伝ってくれない」と言う女性に対して、「台所は女の持ち場だ。文句を言わせせないために、口出しさせないために、夫を台所から締め出せ」と、そんなようなことを読んだことがあります。その意見の是非はともかくとして、カラダ脳とアタマ脳の役割分担の私のイメージはそんな感じです。身体のなかのことはカラダ脳がきっちりしているのだから、アタマ脳が良かれと思おうが悪しかれと思おうが、口出しはするな、と。口出しすることはカラダ脳への介入になります。

神田橋　うん。――だいぶわかってきた。

白柳　私がお客さんの身体を関節検査で調べることも、お客さんの身体およびカラダ脳に対する明らかな介入です。だから検査をして問題を見つけたなら必ず処置をする、が私の原則です。秘密を暴いたからには責任をとる、です。先程、私のお客さんの話で、「しんどくなったら来てください」と言っていたのに三週間遅れで来られた例を出しました。この方の場合、カラダ脳はしんどいと言っているのに、それに対してどう対処すれば適切かと、そういう判断が入っています。このとき、カラダ脳の言っていることと、アタマ脳の判断とが、質としてずれているように私には思えます。

神田橋　そうですね。

白柳　カラダ脳が「しんどい」と言ってきたことを、アタマ脳がまずは「しんどい」と受け止めて、それから「どうしよう?」と二段階で考えるのではなくて、「しんどいと言っているけど何をすればいいのだろう?」と一段階で考えている。そうすることで、最初の「しんどい」が曖昧なものになるんじゃないかと思うのです。「しんどい」と感覚したなら「しんどい」とそのまま理解したいと思います。

神田橋　質のよい睡眠というのは、そういう状態かな?

白柳　これも私の理解ですが、睡眠中は、カラダ脳が筋肉の点呼をしているのだと思っています。

神田橋　なに?

白柳　点呼。「上腕二頭筋さん」、「はい」、の点呼。

神田橋　ああ、寝返りとか動いたりしながら。

白柳　ハイ。——あ、寝返りはちょっと違うかもしれないです。点呼している時期と、運動検査をしている時期とがあるのだと思っています。

神田橋　ああ、なるほどね。

白柳　寝返りをせずにじいっと寝ている時期には、神経のはたらきで筋肉の点呼をばあーっとして。それで「右の上腕筋が返事しなかったな」となると、そのあたりを動かしてみて、「あ、やっぱり動かないな」、「返事がないな」と確認するような、そんなことをしているんじゃないかと想像しています。このときにアタマ脳が何をしているかは、私にはわかりませんが、とりあえず寝ているあいだに筋肉の点呼を済ませて、翌朝に使える筋肉の内訳を整理しているのだと思います。ですから施術が済んで筋肉の状態が変わったときには、お客さんはめちゃくちゃに眠くなられることがあります。

神田橋　うん、うん。なるほどね。

白柳　「いったん点呼をさせて！　状況がずいぶん変わっているわ」という状態を、一度眠って、点呼して、把握しなおす。それで、目覚めたときには筋肉の整理が済んでいるし、血流の加減や体調も変化している、と、そんなイメージです。

神田橋　うん、それはわかる。

白柳　そして点呼をするためには、身体の内側に作業を集中するほうが効率的ですから、目から来る情報は極力減らして、安心できる場所にくつろいで、寝転んだ――なるべく関節の支持とか重心とかを考えなくていい姿勢に落ちついて、と。そういった環境や条件が睡眠の質に係わるのだと思います。

身体は、もともと生まれ持っただけの限られた筋肉で、生まれ持った骨や内臓をバランスで支えて、なおかつ動きたいほうに動いて、と、そういうしくみをすべて維持するものですから、そのメンテナンスは必要です。メンテナンスは、寝ている間の調整と、起きている間のいろいろな動作――これは運動検査にもなるわけですが、たとえば歩くのは何時間でも平気だけど、走ると五分で息が上がる。じゃあもうちょっとこの筋肉を強くしなきゃな、とか、心肺機能を高めなきゃな、とか、そういうことで案配しているのだと思います。

そういう膨大・複雑な調整作業をカラダ脳がしているにもかかわらず、アタマ脳は、「姿勢が悪いからこれはアカンのじゃないかな」とか「ここを鍛えれば解決するんじゃないかな」とか、理屈であれこれ考えて介入します。この理屈が悪くないときもあるでしょうが、害になっていることもあるでしょう。それは、カラダ脳のしている仕事の全体が、アタマ脳には理解できないからです。

神田橋　アタマ脳の機能というのは、カラダ脳をどう動かすかという部分は担当していないんだよね、本当はね。

白柳　そうです、そうです。だからやっぱりアタマ脳は、外向きの脳なのだと思います。人間関係を円滑にするために知恵を絞って言葉をつむぐとか、外を見て、危険物があるから避けようとか。この、外界とうまくするためになにかしらの作業を組み立てるというのが、私の理解では意思になります。そして内界は内界でカラダ脳が調整しているから、とりあえずいまの身体の状態を、アタマ脳としては不満があるかもしれないけれど、ともかくは最善だろうと信用してね、と。アタマ脳として「もうちょっとこれがしたいな」という欲求が生まれれば、その活動への順応[144]は必要ですから、睡眠時間を増やすとか継続的に反復練習するとか、そういう工夫がいるかもしれません。でもアタマ脳が担当している部分とカラダ脳が担当している部分は別ですから、お互い、あまりに越境しないほうがいいのではないの、と。

神田橋　ふうー……ん。

白柳　そしてこの「越境しすぎてはいけない」のひとつが、理詰めを信用しすぎない、です。アタマ脳にはわからないことをカラダ脳はしてるんだから、という話です。

神田橋　それでさ、さっきからの疑問だけど、あなたの話では、アタマ脳が、身体の感覚を感じられるようになることは不健康、みたいでしょう。それぞれの領域があるから。

白柳　カラダ脳がアタマ脳に言ってきている話は、聞かないとダメですよ。カラダ脳が何も言ってきていないのに、アタマ脳のほうから、「何かない？　何かない？」と探るのはよくないと思います。

神田橋　そこそこ。そこはどうしてよくないのだろう？　カラダ脳の独立を攪乱するから？

白柳　足の冷えで言えば、たとえば実際に足が冷えていても、カラダ脳の視点からすると、そこは冷やしておかないとしようがない場合だってあるだろう、と考えてみます。全身の身体機能が落ち込んだ結果、あっちの偏り、こっちの偏りを調整していると足までは温められない、とか。でもこの場合、足の冷えにカラダ脳が困っていれば、「足が冷たい！」という感覚を通じて、アタマ脳に連絡してくるはず、と私は考えます。

神田橋　そうですね。

白柳　「冷たくて眠れないから足湯をするわ」となれば足湯をすればいいです。でも冷えていても「冷えている」という感覚が生じない場合は、少なくとも、二つの可能性が考えられます。ひとつは、ひょっとすると、足にはあまり血液を送りたくない身体なりの事情があるのかもしれないこと。もうひとつは、以前から出されていた「冷えてますよ」のサインを無視しつづけた結果、サインが出されなくなっている場合。

身体なりの事情で冷えを受け入れている場合は、アタマ脳に「冷えている？　冷えている？」と訊いてほしくない。これは心の世界で言うなら、明らかに「適応障害」的なのに、その「適応障害」は当人を守っている、という場合にあたると思います。この場合、その「適応障害」は治療してはいけないでしょうし、また治療しなくてもそこに苦痛はないでしょう？

それと違って、いったん「冷えてますよ」のサインが出されながらそれに対処せずにいた場合は、体調がよくなると、自然に冷えが感じられるようになります。サインをまた出すようになるのでしょう。ですから、このタ

（144）さまざまな分野でいろいろな意味に用いられるが、ここでは本来の意味に近い。すなわち、自然淘汰による生体の環境への適合をはじめ生存に有利な変化を起こし、環境に適合していくこと（※5-2）。

イプの無感覚を起こさせないためには、冷えているなと気づいたときにはなるべく時を措かずに温める、あるいは少なくともはっきり「冷えている」と自覚しておいて、あとで温めるとか、そういうことが必要だと思います。

神田橋　なるほど。かといって、冷えているサインも出ていないのに、「今日はどうかな？」、「今日は冷えているかな？」と確認するのはイカンのね。

白柳　イカンです。もちろん、たとえば寝不足なんだけど今日は法事で、とか、どうしても無理をしなければならないときというのはあるものです。そんなときは、アタマ脳の用事を優先すればいいでしょうし、またそうするよりないでしょう。でもそこで「無理をしたな」ということだけは踏まえておいて、その日は早く寝るとか、あとでつじつまを合わせる。サインが出にくくなってから、体調が良くなっていないのに次のサインが出てきたときには、きっと、もっとややこしい状態になっている危険性が高いです。

アタマ脳が、カラダ脳からのサインに敏感でいると、サインが拾いやすいですし、「カラダ脳からサインが出てきそう」という前兆状態を、アタマ脳が学習するかもしれません。これが、関節検査の結果が、直感的に読めるようになってくる理由だと思います。

＊　＊

神田橋　その直感的な読みができるようになるとさ、遠隔検査(145)ができるようになるんだろうか。

白柳　——アハハハハハ、遠隔操作！　ハア——、やっぱりその話をされますか。遠隔検査は——遠隔操作は直感的な読みのおかげでできているんでしょうか？

神田橋　そこはちょっとあなたが考えて。あなたは遠隔検査ができている、という事実があるんだから。

白柳　事実、ですよねぇ。なんだかわからないけれど、できましたもんねぇ（困り笑い）。でもなんだかわからないけれどできただけで――、たぶん、緊急事態の苦肉の策がたまたまうまくいっただけのことで、整体屋の技術としては今後使うことはないでしょうし、理屈を考えるつもりもないのですけどねぇ……。

神田橋　だってあなたが大阪からボクの状態を遠隔検査で読んでさ、「ここのところに、この方向で、この浅さで、竹串を置いて、この方向に皮膚を動かして」とかメールをくれてさ、その通りに施術するでしょう。するとぱっと状態が改善するものね。全部そのとおり。まず狂ったことがない。

白柳　それはホント、すごいですよね！　メールを出している私のほうはイチかバチかの当て物気分で、メールの内容が合っているかどうか、意地悪なことを言うと先生が本当に施術されているかどうかもわかりませんから、改善をお手伝いできたと言われるだけで、もう、御の字なのですがねぇ。

神田橋　これはどうして生じるんだろう。そしてこれは当然、実際に対面している場面であっても、その機能がマヒするはずはないものね。その察知力は、遠隔検査のときにしかはたらかないものではないでしょうからね。――たとえばいまみたいに対面していて、二人の間に衝立を立てたほうが検査の結果が正確になる、とはならないでしょう？

白柳　――先生もご存じないでしょうから、遠隔検査が初めてできたときのことを言っておきます。数カ月前、先生が体調を悪くされたときに、「たいへんだなあ」と考えながらごはんを食べていまして、突然に、「あ、先生の左手の人指し指の具合が悪いのだわ」と、直感が湧きました。

(145) 関節検査を応用して、離れた場所から相手の施術部位を調べることをいう。白柳の技術でできるのは検査のみで、物理的な施術はできないため、実用性はほとんどない。

神田橋　そこんところ。突然湧いたところ。そのときに、「具合が悪いな」と感じたのはアタマ脳ですか？

白柳　どうでしょう？　ごはんを食べていたら突然——

神田橋　そこのところを考えて。それはカラダ脳が考えたのか、アタマ脳か。両方の機能によるものか。

白柳　どっちでしょうねぇ……。それでとりあえず先生に「左手の人指し指にこんな施術をしてみてください」とメールして、先生はたぶん、ご自分で施術してくださって。先生が「状態が変化した」と言われるのをお聞きしてから、こちらでももう一度検査してみたら、もう問題は見つかりませんでしたので、処置はできたのかなあ、できたのだろうなあ、と判断しました。それで、一度できたことならまたできるかもしれないな、と思って、それからは、寝転がっている先生をイメージして、頭から順に検査をしてみたらときどき問題が見つかりますので、「ああ、ここに施術するのだな」と考えて。それで「私ならどう施術するだろう？」と意識を集中すると、勝手に手が動きます。

神田橋　手が動くのね。

白柳　動きます。

神田橋　手が動いて、ああここだ、というときの感じはどういう感覚？

白柳　合っているな、という感じです。手に異和感がない感じ。

神田橋　調和している感じ。

白柳　そうです。

神田橋　ああ、それならボクが考えていたのと合うんです。そのときにその感じが生じてくるのは、カラダ脳とアタマ脳で言うとどうなの？

白柳　……アタマ脳じゃないでしょうね、きっと。動作だけですから。動作でしていることを言葉に直して、伝えているだけですから。

神田橋　それはじゃあ、関節検査と同じだね。関節検査の結果をボクに伝えているんだ。

白柳　はい。

神田橋　じゃあ、カラダ脳がやっぱり感知しているんだ。それでボクが診療所でやっているのと合うんだ。

白柳　そうですか。でもしばらく同じ仕方で検査を続けていると、だんだん手順に慣れてしまって、流れ作業の自動運動みたいになってしまって感度が悪くなった気がしましたので、手の動きをつけることをやめました。何もせずにぽかんと意識を集中して、身体を順番に見ていくようなイメージをすると、問題があるところにすっと焦点が合います。

神田橋　ボクはね、その場所から呼ばれているような感じになるよ。その人の人体模型があるとイメージして、その場所に呼ばれるから注意が集中して。それでそこに「気の鍼(146)」を打つようにすると、すっと鍼が入る感じがある。ああ、やっぱりここが呼んでいたんだなあ、と判る。

白柳　それは――先生の場合は何をされているのですか？　遠隔で検査されているのですか？

神田橋　遠隔で整体の検査。

白柳　へえー、そしたら同じことをされているのですね。どうですか？

神田橋　うまくいくよ。

(146) 神田橋がイメージでこしらえた鍼。実体はない。ツボ療法に使う。

白柳　それはどうしてされるのですか？

神田橋　んー…、ボクは気の鍼を使うから。遠隔で検査をして、呼ばれるところに気の鍼をもっていって。方角を調べると、合っているところはスッとする感じが自分の身体に起こるから。そこのところで気の鍼を放すと、気の鍼がすーっと吸い込まれて。それでどこかで吸い込まれる動きが止まるから、そこでどちらか捻ってみて、捻りやすいほうに捻る、と。

白柳　それはどなたを相手にするのですか？

神田橋　いろんな患者さん。

白柳　それは遠隔で施術するのですか？

神田橋　一週間にいっぺん来る人で、苦しいという人に、「じゃあ遠隔でやってみようかねえ」とか言って。それで夜、ごはんを食べた後とかに検査と施術をしている。

白柳　それは、する前とした後とで変わるのですか？　受けた人のほうは。

神田橋　変わるよね。ボクのイメージのなかでね。それで次に病院に来たときとか、電話するとかして、「気の鍼で施術してみたけど感じた？」と訊くと、「ああ、それは何時ごろでしょう」と向こうが言うから。「どんな感じがした？」と訊くと、「すーっと身体が軽くなった」とか言うから、何か効いているんだろうね。実はここまでは、あなたから施術される前から完成していたんだ。ところが気の鍼をしてみても動かない――検査が改善しない人がいる。それであなたからしてもらったから、この場合はツボの問題じゃないんじゃないか、癒着じゃろうと思って、「気の竹串」[147]に替えて探ってみると、癒着なんだよ（笑）。そしてあなたがするように施術をしてみると、効果がある場合があるんだよ。まだ必ずじゃないけどね。

白柳　そうかなあ……。そうなってくると、私は怪しく思うんですよね。
神田橋　怪しいでしょう。だって、身体の組織の癒着している状態だから。
白柳　物体ですからね。
神田橋　ねえ。瘢痕とかそういうのが、気の竹串で動くというのはおかしいよねえ。おかしいから、とくにこのことを今日、話題にしたかったんだ。
白柳　うーん……たぶん、動かないですよ。
神田橋　動かないよねえ。動いた気がするときは、やっぱり気の鍼を使って、ツボを動かしているのかなあ。
白柳　うーん……わからないですけど。
神田橋　それでいまはね、同じことを、目の前に患者さんがいるときにしてみているのよ。
白柳　（大笑い）――どうですか？
神田橋　まだこれは、しはじめて間がないから、結果は出てない。でも、気の竹串でしてみて、それから実際に本物の竹串でしてみると、やっぱり本物の竹串でしたほうが効果があるの（笑）。
白柳　ハハハハ、そりゃそうでしょうね！　実は二、三日前に遠隔検査で先生を調べて、右の太ももの後ろ側に癒着があることはわかっていたんです。
神田橋　いま、まだあるよ。（※この対談に入る少し前に、白柳は神田橋に施術をしている）
白柳　え！　さっきの施術でちゃんと取れましたよ！

(147) 神田橋がイメージでこしらえた竹串。実体はない。癒着剝がしに使う。

神田橋　ほら、そっちから見てごらん（と、検査を促す）。
白柳　（神田橋の太ももあたりを、テーブル席の向いから、さっと検査して）ないですよ。
神田橋　（自分で検査してみて）あるよ。
白柳　（もう一度、検査して）ないですよ。
神田橋　あるよ、ここにあるよ。
白柳　ないですよ。
神田橋　じゃあこれは気の鍼で取るのかなあ。
白柳　いえいえ、一晩寝たら取れますよ。
神田橋　そうかもな（と言いながら、まだ少し、太ももを気にしている）。
白柳　はい。――それで、――。
神田橋　あ、取れた。
白柳　（苦笑）――それで、太ももの裏側に癒着があるのはわかっていたのですが、そうとう深いものでしたから、今度お会いしたときでいいやと措いていたのです。そして今日お会いしてみると、太ももよりも先に首の後ろ側から施術が展開しましたよね。ですからやはり遠隔検査で見つけるところというのは、コンパクトな施術用といいますか、対症療法的なのだと思います。私が実際に施術するときには、下準備であったり、その後のつじつま合わせであったりといった作業も含めて展開しますから、根本的で持続的な改善をねらうためには、そういう前後の手順が必要なんだろうなあと思っています。実際、先生がお元気になられたら、遠隔検査はできなくなりましたし。やっぱり苦肉の策なんです、私のなかでは。

検査しようとしても見せてくれなくなった状態で、そこからまだ「どこ？　どこ？」と探すのは介入しすぎに思います。これはさっきお話しした、カラダ脳とアタマ脳の関係と同じです。ですから私の理解では、身体にとっても、カラダ脳にとっても、アタマ脳というのは「他人」に近いのです。

神田橋　「健康維持機能」という世界から見ると、外部のものですよね。

白柳　はい。「自分の外界を見る」という意味ではたしかにその個体に属しますけれど、自分の身体さえも「外のもの」として認識してしまう要素に関しては、「他人」的です。そしてそう考えると、自分の身体とカラダ脳とがしていることに介入することと、他人の身体がしていることに介入することとは、価値として同じなのだろうなあ、と。

神田橋　かもね。――いまね、気の鍼で練習していることがあるの。気の鍼を吸い込む深さと捻る方向を、全部、相手の身体にまかせる。

白柳　岡部先生[148]でしたか、鍼の先生も、必要な鍼は必要なだけ身体が吸い込むとおっしゃってましたね。

神田橋　そうそう、岡部先生が「吸い込む」と書かれていたのを読んで、それでしてみようと思って。

白柳　要らない鍼は皮膚が押し返してくるらしいですね！

神田橋　鍼灸の人に訊くと、岡部先生のような名人じゃないとできないことらしいんだって。じゃあボクは気の鍼で練習してみよう、と。ほんとの鍼は正式に習っていないから怖いしね。気の鍼ならよかろうと思って。そうしたらやっぱり吸い込むよ。すーっと。手でこうして持っていってね、放すとすーっと吸い込む。

（148）岡部素道『鍼灸治療の真髄　経絡治療五十年』績文堂、一九八三、九三頁。

白柳　その感じはどの程度、施術者側の感じに所属するものなんでしょうね。おもしろいです。

神田橋　でもいまは吸い込むのも面倒くさいからね。

白柳　――何が？

神田橋　面倒くさいでしょ、探すのが。それでいま練習しているのが、「気の鍼千本《ハリセンボン》」。

白柳　……。

神田橋　気の鍼でわーっと相手のまわりを包んで。吸い込みたい鍼だけ吸い込んでね、って。

白柳　……私とは横着の向かう方向が違うんですよねぇ……（苦笑）。

神田橋　そうするとね、なんだかわけがわからないけれど、うまくいくとね、こちらの気持ちがすーっとよくなる。

白柳　それ、先生が鍼を吸い込まれたんじゃないですか（笑）。

神田橋　いや、向こうの身体の具合が、私にとってさわやかな感じに変わるのよ。それでまた今度、その方が来られたときに訊くと、こちらが施術した時間と、向こうがすーっと感じた時間とが一致しているから、いいんじゃろうと思って。

白柳　まー…すごいですねぇ。

神田橋　ボクはどんどん邪道のほうに行っている。邪道、わが正道（笑）。

白柳　そうかなあ（笑）。

神田橋　それをしているから、いま愉しい。

白柳　……まあでも、心的な治療とは、どれだけ枠を合わせるかだな、というふうに先生のなかでひとつ、まとまってしまったら、次の技法はそこからは生まれないですものね。問題は、ほかの人が、自分も先生の技法をしたいと思ったときに、それをどう修練していくか、ですよね……。今回の一連のお話を通して、とにかく大事なのは枠を合わせることであって、そしてその枠を合わせるための技法として「身になる」があるのだ、という構図は納得しました。

神田橋　あなたがしている遠隔検査は「身になる」だよね？

白柳　そうだと思います。でも私が検査でできたことと、現実に患者さんを目の前にして、心屋さんがする「身になる」とは、きっと練習の仕方とかが違ってくるでしょう？　「身になる」はどうすれば身につくのでしょう……。そして結局「身になる」は、「抱え」と「揺さぶり」のための基本技法で、それを使って、相手の窓枠とその焦点とに自分の立ち位置をぴたっと合わせて。それでそこから発言すること自体が、「抱え」と「揺さぶり」のスタート地点になるのだということがわかって嬉しかったです。

神田橋　今日の話でボクが気づいて嬉しいのは、「抱え」と「揺さぶり」という表現よりも、「抱えられ」と「揺さぶられ」という表現のほうが、誤解が少なく伝わるなと思った。

白柳　私が抱えているつもり、揺さぶっているつもり、ではなくということですね。

神田橋　うん。だから「『抱えられ』が向こうに起こっているかな？」「『揺さぶられ』が向こうに起こっているかな？」というふうに思いつづけることが、技法上は大事だな、というところが、今日あなたと話していて悟ったことだ。

白柳　そうですね……。技法の本を読んでいて、いろいろなところで、いろいろすばらしい技法や助言が書かれていても、全体の方針として「どういうつもりで、何をするのか」が明記されていないと、印象が漠然とまとまらないように感じます。その意味で、先生が書かれているご本はすべて、「抱えられ」「揺さぶられ」をきちんとするための技法の説明だったのだな、と。そして「あなたが相手を抱えよう、揺さぶろうと思うなら、しかもそのときに相手がきっちり抱えられた、揺さぶられたと実感できるような〝抱え〟と〝揺さぶり〟を起こそうと思うなら、そのために必要な技法を身につけなさい」という話だったのだな、と。

神田橋　ボクの技法を修得しようと思う人は、ひとりひとり違う人でしょう。だから、抱えられ体験や揺さぶられ体験を生じさせるような仕方は、その人ごとに個性があるわけだよね。同じ勉強をしてもね。

白柳　でもいちばんの大目的は、抱えられ・揺さぶられを確実に起こすことでしょう？　だから、いろんな仕方があるのはたしかだけれど、そのいろんな仕方の最終的な目的はここだよ、というのを明記してほしかったのです。

神田橋　『精神療法面接のコツ』では「抱え」と「揺さぶり」と書いていたから、表現が曖昧で、「数ある技法のひとつ」のように見えていたんだろうね。こちら側がする「抱え」と「揺さぶり」から、相手側に生じる「抱えられ」と「揺さぶられ」に言い方を替えれば、「それが生じるようにするためにさまざまな技法がある」というように、読む人が少しわかりやすいかもしれないね。

白柳　はい。

神田橋　それで、じゃあその抱えられ体験・揺さぶられ体験が何かというと、あとは、生体のもつ自己調整力にゆだねるわけだ。

白柳　……抱えられ体験・揺さぶられ体験をなんのために引き起こすのかというと、その人のもつ適応障害——症状に係わってくる部分の、言葉のやり取りで動かせる部分を動かすためでしょう？　それ以外の動かせない部分に対しては、たとえば愛着障害であれば愛着障害のフラッシュバックを治療するとか、発達障害であれば発達しやすくなる食べ物を積極的に食べるように勧めるとか、まわりの理解を求めるようはたらきかけるとか、別の方法が要るわけでしょう。私が理解した感じでは、純粋に――純粋に言葉だけで改善できる問題は、適応障害だけじゃないかと思いました。

神田橋　まあね。

白柳　もちろん、ほかのどんな問題にも言葉の要素は係わるでしょうから、なんらかの形で言葉による治療は必要でしょう。でも愛着障害や発達障害の本質部分については、言葉による操作で貢献できる程度は低いんだろうと思いました。

神田橋　低いです。

白柳　ですから、その部分については別の仕方で抱えましょうという先生の技法の紹介としては、私の〔まとめ〕の区分けは意味があったと思います。でも、言葉にまつわるつらさである適応障害の部分に入ると、これはもう言葉で治療するのがメインになるでしょう。

神田橋　有害の原因を探すと、言葉の領域は広いよね。でも改善の方策を探すと、言葉の領域は狭い。だからマイナス探しをすると、言葉の領域はどんどんどんどん拡げられるよね。

白柳　精神分析で「語る」部分が重視されるのはそのためでしょうか。でもたとえば行動療法(149)のように「語る部分を重視しなくても改善できますよ」という考え方が一方で出てくるのは、窓枠さえ合わせれば、あいづちひとつで

(149) 一般的に「現代学習理論の法則にもとづいた有効な方法によって、人間の行動や情動を変える試み」あるいは「不適応行動を変容するために、実験的に確認された学習の諸原理を適用し、不適応行動を減弱・除去するとともに、適応行動を触発・強化する方法」と定義されている。精神分析理論が、症状や問題の根底に無意識の関与を認め、精神力動に注目するのに対し、構成概念を用いて説明するのではなく、症状そのものの発生と維持、消去に直接目を向け、行動理論に裏づけられた手続きを用いて症状の修正をねらうところに特徴がある（※３）。

も改善させることができるかもしれない要素があることを示します。

神田橋　生体を信頼する、という、ね。

白柳　――そういう言い方でくっちゃうと、また話が曖昧になるんですよね……。

神田橋　ミルトン・エリクソンとロジャーズが「無意識界」と呼んでいるもの、身体の占める機能、生物としてのはたらき――いのちの機能。その根源を大事にする、ということになるから。

白柳　いや、そのまとめは――私は――。

神田橋　イカン？

白柳　イカンと思います。

神田橋　好かんの？

白柳　好かんというより……、技法を組み上げるというのは、曖昧なところから焦点を絞り込むためにすることでしょう。結局どんな技法を使ったって、最後は生体自身にまかせなきゃ仕方がないことですから。ですから大事なのは、その最後の手前の、こちらにできるお膳立ての部分をどうしようかという話です。それを、「最後は生体への信頼です」とまとめちゃうと――それはなんだって最後は生体への信頼ですよ。

神田橋　そこはやっぱりボクとあなたの年齢の違いかもしれないな。

白柳　そうですか？

神田橋　ボクもむかしはあなたと同じように考えていたね。技法論を論じるときに、そんなことを言いだすと全部オシャカになる、って。でも年をとってくると、いま言ったみたいな結論になる。――あなたも八十歳ごろになったら変わるかもしれん。

白柳　そうかなあ……。だって技法ですよ。少なくとも、あれではなくこの技法、と言ったときには、いい悪いではなく自分の適性として、それなりの区分けが要ると思いますけど。

神田橋　技法というのは「効率」で考えるわけだよ。それが、だんだん年をとってくると、効率のよい技法というのは、それを駆使する術者の個性と不可分のものだよなとか。だから、まあみんな、自分に合ったようにしなさいというような……。

白柳　――先生の技法では、「抱えられ」「揺さぶられ」体験を引き起こすことが、技法の根幹なわけでしょう？

神田橋　そうです。根幹はそうです。揺らがない。

白柳　だからそこを言ってほしい、というのです。その後に、「使い手の個性ですよ」とか「患者さんとの相性がありますよ」とかいうのは、あって当然です。でも、あって当然の技法群のなかで、そのなかでも自分はこういう考えでこの技法を組み上げたというのであれば、後から学ぶ人のためには、「結局何を学べばいいの？」が要るでしょう。先生が達観されたあとで振り返られて、「もっと曖昧なものでした」と言われるのは、達観した自分の感想、としてはいいと思いますけれど、後を追う人の道しるべにはならないと思います。

「いやー、山のてっぺんは気持ちいいですよ」じゃなくて、どうやってそこまで行ったのかが知りたいのであって。

神田橋　それは私もしばしば思う。

白柳　でしょう。

神田橋　だけど、「私はこう登ってきました」ということしか言えないような気がする。

白柳　「私はこう登ってきました」は役に立つ。「てっぺんは気持ちいい」は役に立たない（笑）。

神田橋　立つよ（笑）。

白柳　立ちませんよ。もうすでに「先生のおられるてっぺんは気持ちがいいのだろうな！」と思っているからこそ目指すわけですから。気持ちいいのはわかっているよ、だから私も目指すんだ、という話ですよ。

白柳さんの〔まとめ〕に対する反応

神田橋　條治

人間を客観的に眺め・考え・論じようとする姿勢から生じるのが、身体要素と精神要素の二分図である。治療・援助を考える際に好ましい客観的二分法は物質と構造（機能を含む）である。「死」は、物質がほぼ変わらぬまま構造（機能を含む）が止まった状態である。

主観体験に立脚する姿勢から生じるのが心身不二の「いのち」であり、いのちが病気になる。治療とは構造の自律システムの改善作業であり、物質である薬物投与の多くもシステム改善の意図である。物質投与の中のごくわずかに、物質の過不足を修正する意図を持つもの（ビタミン・ミネラル・栄養食品など）があるが、それとて構造の自律システムへの援助である。

どの姿勢を採るかで、使う言葉が異なる。客観の姿勢からは「精神」用の言葉と「身体」用の言葉とが分かれる。主観体験の姿勢から生じるのは「いのち」に直接語りかける言葉であり、具体的には平易な日常語、それも身体にも心にも用いられる言葉である。

例えば「要る・いらない」「好き・イヤ」「気持ちいい・悪い」などがそれである。総じて、文字を思い浮かべなくても理解できる言葉、すなわち音声言語となっている言葉が良い。

加えて、すべての援助（排除を含む）は自律システムにとって有益であるか否かについての「現時点での仮説と予想」に基づくはたらきかけであり、物質投入とて同じ意図である。そのことを、受益者に開示しておくことが倫理である。

やりとりは、日常会話の延長、の味わいとなり、究極には穏やかな雑談みたいな雰囲気の会話となる。それは音声の世界であり、「いのち」になじむ。記述の世界での言葉は客観姿勢の言葉に偏りがちである。「精神」になじむけれど「身体」にはなじまない。

いのちが妨げられている（＝生きづらさ）構造（機能を含む）のうち〝与えられたもの〟として備わる困難さについては、三軸で理解する。

①受精のときに定まっている：発達障害、双極性障害、脳を含む生来の特質

②受精から新生児まで：胎内の愛着障害、栄養不良、出産障害、新生児の脳障害

③出生後の個体⇕環境の相互プロセス：愛着障害、ＰＴＳＤ、環境不良

いずれも個体それ自身の意思でどうにかできる（た）種類の問題ではない。

⇓　あなたの責任ではない、運が悪かったせいである

治療・援助の基本姿勢は、いまの生きづらさに対処するための「より良い方法」を探しましょう、未来に向けて、いまの瞬間から。

いのちが妨げられている（＝生きづらさ）のうち〝処するために選ばれた方策〟が適当でなかったせいで生じた困難、言い換えると「適応下手」については、適応の拙さの結末が更なる適応の（上手や下手な）方策を生み、とドミノ倒し的に構築されて「適応障害」の病像を現わしている。

治療・援助の基本姿勢は、その方策の登場した経緯を推理し、仮説として提示することで、共有する歴史理解（仮説）と未来へ向けての方策（治療仮説）を作成する。

歴史理解を作成するに際して、以下の作業仮説が共有されていることが望ましいが、とりあえずは治療者・援助者側の心得として保持しておくだけでも有用である。

治療仮説：個体はこれまでの人生で〝与えられたもの〟としての困難を抱えてなんとか適応を工夫し、模索してきた。その当時いくらか役立った工夫は、維持され繰り返され、根をおろした。しかし、〝与えられたもの〟も環境も時間とともに変化

するので、同じ方法では事態との齟齬が徐々に大きくなり（下手さの拡大）、適応不全が生じ、「症状」へとつながっている。複雑系である「いのち」と同じく複雑系である「環界」との関係で採用され維持されてきた適応の工夫は、「下手であったにしても」その当時の個体がとりうる最善の方策であったと仮定する（いのちの知恵への畏敬）。

以上の仮説を（出来得る限り共有して）それを基盤に、診断・治療の行為を進める（出来得る限り、共同作業として）。

1．全体の雰囲気から、当事者の「この場での適応行動群」を読み取り、その中から、いま手を結ぶことのできる機能を仮説的に察知して、そのレベルでの関係を試行錯誤を介して作り上げる。具体的には、「自覚できている困り感」を抽出できたら、こちらの「援助の意図」と手を結ぶことが容易になる。それができてもできなくても、やり取りでの雰囲気から、①②③の三軸の見立てを仮説する。その際には既成の流布している診断基準をも参考にする。見立てを確かめてゆくための問診は「いま現在」「この場」から問いを進めるが、「困り感」が共有されているなら、「困り感」の周辺の明細化が「いま・この場」である。

2．当事者が理解できそうな表現で、見立てを告げる。留意するのは「困り感」の内容が援助の標的であり、困っている「あなた」は健康であるとの仮説である。これは形としては「病部分の外在化」であるが、この操作の真の目的は「とりあえずの健康部分の救出」を目的とした治療操作である。

見立ては当然、仮説として提示される。「仮説の提示」は当事者の自律システムのうち、より健全なものを引き出す誘惑でもある。それゆえ、二人で共有し易い日常語でなされることが望ましい。さらに、この操作は当然、構造（機能を含む）に揺さぶりをかけるので、その反応・効果の観察が伴うのが有用である。この行き交いのプロセスが全治療の基本構造であることが望ましく、この基本構造のプロセスを繰り返すことが順調な治療の進行である。

現時点での「困り感」を治療の標的として援助の提案を行う。患者の「困り感」の中で患者自身にとって異物感として対象化されている部分から取り掛かる。双極性障害、発達障害などの場合は、診断ラベルが納得感を伴って受け入れられていたり、前の医師や家族によって貼られた単なるラベルの位にあったりする。診断ラベルが充分に対象化され、かつ患者・治療者の双方に納得感を伴って受け入れられる場合は、双極性障害なら気分安定薬の選定、発達障害ならば脳の発育に役立つサプリメントの選定などに進む。単なるラベルの位にあったり、患者・治療者のいずれかに納得感が伴わない場合は、診断ラベルの再検討の作業に進む。

次に前医からもらっている薬剤のそれぞれの効用や副作用を説明して、残すものと排除するものとを話し合いながら整理する作業を行う。これは薬物を異物化する操作でもある。以上が初回診察の必須手順である。

以上をまとめると「抱え」である。「いのちの『自然治癒力』に最良の場をしつらえる意図に基づく作業」である。言いかえると、この段階での「抱え」は、すでに患者の内部にスタンバイしている「自発的揺さぶり」すなわち、いのちの「革新の志向」を始動させ、好ましい「ドミノ倒し」の展開を期待しながら見守る。この対応だけで治療を進めるのが理念としての「クライエント・センタード」である。

抱え一途で流れについて行くと「コツン」という躓《つまず》き感が現われる。「オヤ?」と思う。そのまま流れについて行くと、また「コツン」と躓く。展開のドミノ倒しが止まったときの感触である。繰り返すうちに、同じ流れが同じところで躓いているらしいと推察できる。それは「アタマ脳」が感知するのである。

このときはまだ「揺さぶり」の発動の時期ではない。「コツン」が治療者の全身に響いたとき、それは、治療者の「カラダ脳」が「コツン」と躓いたことを「アタマ脳」が感知したサインである。その反応が起こったら「揺さぶり」発動の時期である。この停滞の部位は特に有用で、強力で、頻用されできた対処方法のセット(凝り・固着)であるから、その有用性を明らかにするように、言葉や触診を用いて推測を投げかける。有用性を話題にする作業は、対処方法の異物化作業である。固着している有用作用の機能と来歴とをプラスの評価を添えて話題にすることは、対処方法のセットの中から「とりあえずの健康部分」を救出する作業である。プラスの評価を添えるのは、いたわりの作業である。マイナス評価を添えると貶《おとし》めの気分が添えられてしまい、健康部分の救出がし難くなる。異物化されたものは観察の対象となり対話の話題と成りやすい。その場から自発的「揺さぶり」が発動する。

すべての治療作業の基本方針は〝与えられたもの〟はすべて活用されることが望ましい、とする価値観である。「捨てればゴミ、活かせば資源」である。阻害物や阻害状況から解放されると、〝与えられたもの〟は自然な成長の成果として力強くなってゆくが、それは植物の成長よりもゆっくりした歩みであるから、「希望」をかける程度の扱いが望ましい。

引用・参照文献（脚注＊）

1　『大辞林』第三版　松村明編　三省堂　二〇〇六

2　『心理学辞典』中島義明ほか編　有斐閣　一九九九

3　『現代精神医学事典』加藤敏ほか編　弘文堂　二〇一一

4　『漢方医語辞典』復刻版　西山英雄編著　創元社　一九七五

資料　整体の技法

白柳　直子

一　アタマ脳とカラダ脳

整体の技法を紹介するに先駆けて、個体としての人の「活動の方向」を考えてみます。人の活動の方向は大きく二つに分けられます。一つは外界と個体との関係に係わるもので、人間関係のあれこれや、ぶつからないように道を歩く、旅行の計画を立てるなど、日常的にしている判断や計画、選択といった活動です。もう一つは、個体の体内環境・体内状況の調整で、消化・吸収、呼吸、姿勢の保持、排泄、免疫といった活動です。私は、この二つの活動を手がかりにして、脳のはたらきを便宜的に、「アタマ脳」、「カラダ脳」と呼ぶことにしています。

アタマ脳は外向きにはたらく脳で、意識・意思・心のような、いわゆる精神の領域を担っています。カラダ脳は内向きにはたらく脳で、身体の中の世界・環境を管理・調整しています。アタマ脳とカラダ脳の対処の違いは、たとえば、寒いと感じたときの行動に現われます。アタマ脳はもっと暖かい服を着る、暖房をつけるなどの対処を思いつき、カラダ脳は体温を上げるホルモンを出す、神経を興奮させるなどにはたらきます。

アタマ脳が得た情報で、個体の動きに直結するものは、そのままカラダ脳に伝わります。たとえば目の前に障害物があれば、アタマ脳がとくに意識しなくても、カラダ脳が筋肉運動を調整し、身体は障害物を避けて動きます。またアタマ脳が得た、あるいはアタマ脳が描いた情報によって、身体に反応が生じると、その身体の反応はカラダ脳に伝わります。たとえば怖いものを見た、あるいは怖いことを想像した結果、血の気が引いたとしたら、その血管収縮や血流の変化などはカラダ脳が把握します。一方、身体内環境を管理するカラダ脳のはたらきは、ほとんどが、アタマ脳には伝えられません。椅子に座ったときと立ち上がったときとで足の裏の血圧はどう調整されるか、食べた食事はどのように消化・吸収されるか、そういったはたらきは自覚（＝アタマ脳で把握）することができません。

カラダ脳の情報がアタマ脳に伝えられるのは、身体に生じた不都合が、ある限界を超えたときです。慢性的な血行不良があまりにひどいとか、この関節をこの方向に動かすのは筋肉への負担が大きすぎるとか、そういった不都合が生じると、それは、痛みやだるさのような自覚症状としてアタマ脳に伝えられます。

二　身体観

私は、自分がしている整体を、身体の「修理」になぞらえています。症状の現われた部位のみに注目するのではなく、症状を現わしたまとまりとしての身体に注目し、皮膚・筋肉における問題箇所を探し出し、修理し、症状の改善をはかる、そういう作業です。前節のアタマ脳・カラダ脳の区分で言うと、症状を把握するのはアタマ脳のはたらきで、症状の原因についてはカラダ脳の管轄です。原因部分の情報はアタマ脳に伝えられませんので、本人にも自覚はできません。ですから整体は、その原因部分を探し出す作業から始めることになります。

整体の作業の背景を、少し具体的に、切り傷で説明してみます。切り傷では、皮膚が破れて、血が出ます。血は固まってカサブタになり、その覆いの下で治癒が進みます。壊れた細胞を血液に乗せて撤去したり、応急手当を担当する細胞が集合したりして、最終的には新たな細胞が傷の部分に置き換わるのを待つ。これが自然治癒です。自然治癒がうまくいくと、切り傷の傷痕はきれいになって、周囲の皮膚になじみます。しかしなんらかの理由で自然治癒が中断すると、傷痕には、白い、あるいは赤い、少しツヤのある固まりができます。これが瘢痕《はんこん》組織と呼ばれるコラーゲンの固まりで、私の整体では、修理すべき「身体の変形」、自覚できない原因部分であるとみなし、「癒着」と呼びます。

癒着は、水まわりのひび割れなどを補修するパテのようなもので、体液・血液の漏れを防ぐために作られます。当然、血液は通しません。伸び縮みもしません。急ごしらえの固まりですから、神経も通っていません。一方で、皮膚は、血管を備え、血液を通し、伸び縮みし、神経が通っています。つまり、自然治癒でできる瘢痕組織と、もともとの皮膚とは、素材が全然別物です。

ですから傷痕を瘢痕組織で埋めた状態というのは、たとえて言うと、ジャージー素材の動きやすい服の一部に、伸び縮みしないデニム地でツギを当てたようなものです。この状態で動くとなると、瘢痕組織が伸びない分、その周囲の皮膚がよけいに伸びるか、あるいはつっぱったり引きつれたりして、関節の動きを制限します。この皮膚の過剰な伸びあるいは関節の動きの制限は自覚することができませんが、皮膚・筋肉への慢性的な負担になります。そしてこの負担の引き受け先である筋肉や皮膚の疲労が限界を超えると、癒着部分ではなく、引き受け先のほうに自覚症状が現われる、これが、身体を修理するための考え方の基本です。

傷が治り、役割を終えた瘢痕組織は、自然に壊れそうなものです。けれど、瘢痕組織は血液を通しませんから、一度作ると簡単には壊せないのだろうと想像できます。現に整体をしていると、数十年前にできた傷痕から、当時の受傷状況そのままの瘢痕組織が見つかることがよくあります。このことから、不完全な自然治癒の名残ともいえる瘢痕組織は、半永久的に身体に残ると考えられます。この、不要になった瘢痕組織が「癒着」と呼ぶ状態です。

癒着は、皮膚だけにできるものではありません。打ち身や筋断裂、脱臼のように、皮膚の奥にできる傷においては、身体の内部にも癒着はできています。なんらかの形で細胞が壊れ、体液が漏れると、自然治癒がはたらきますから、瘢痕組織は必ず作られます。そしてそこでできた瘢痕組織も、筋肉（血管を備え、血液を通し、伸び縮みし、神経が通い、熱を生む）や皮下脂肪（熱を保温する）などとは素材が異なりますから、周囲にはそれなりの負担が生じます。

私が整体でしているのは、癒着を剝がす作業です。皮膚表面にできたカサブタなら皮膚の外から剝がせますが、瘢痕組織は、たとえ皮膚表面にあってもカサブタのように容易には剝がせません。身体の中にできたものであればなおさらです。現在の私は、皮膚の上から竹串で癒着を押さえて固定して、それから反対の手で周囲の皮膚や筋肉をずらし動かす仕方で癒着に刺激を加えています。手応えとしては、固まりになっている癒着を壊す感覚です。

もちろん、できた癒着を壊しても、癒着がなかった・ケガをしなかった状態にまで戻すことは不可能です。ですが癒着の固まりを細かくして、そこに血液・体液が流れやすくすること、そして癒着によって低下していた皮膚・筋肉のもつ伸び縮みの動きを改善していくことで、身体にかかる負担は小さくできます。その結果、身体に備わる自己調整作用が向上し、自覚症状が軽くなる、あるいは消失することが起こるのでしょう。これは、科学的な確認はしていませんが、施術することで、体表面にある瘢痕組織が色薄く、周囲の皮膚になじんだものに変化する場合が多いこと、そして症状を含め、体調が全般的に改善方向に向かうことなどの観察から推測できます。

癒着は、ケガをしたその部分に作られます。硬いボールがぶつかってできた癒着であれば、ぶつかった部分に。肩を脱臼したのであれば、脱臼した部分に。しかし筋肉と皮膚とは、それぞれ全部でひとつのまとまりとしてはたらきますから、影響は癒着の部分だけにとどまりません。癒着のできた右肩をかばって左肩が無理をする、あるいは、癒着のできた右足首をかばって右肩が無理をする、というように、負担を分け合います。

負担の分け合い方には、いくつかのパターンがあるようです。基本的には、余力の（ということはそもそもの筋力の）より大きい筋肉が負担を引き受けます。右足首にできた癒着の負担を、筋力のより小さい右足の親ゆびの筋肉が引き受けることはあまりなく、右足首より筋力の大きい、たとえば腰の筋肉や肩の筋肉が引き受けるほうが一般的です。力の大きい筋肉は、体幹部に集中しています。背骨と上肢をつなぐ筋肉や、背骨・骨盤と下肢をつなぐ筋肉のほうが、前腕と手首をつなぐ筋肉や、下腿と足首をつなぐ筋肉より構造的にも大きく、力が強い。だからたとえば腰の筋肉に、「右足の小ゆびにできた癒着」と「右足首にできた癒着」と「右膝にできた癒着」のすべての負担が集中するといったことが起こります。そしてこうなると、いくら力が大きくても、腰の筋肉は過労になります。そうして腰の筋肉が悲鳴を上げることで、自覚症状（痛みやだるさ）が現われます。これと同じしくみで、肩の筋肉にも負担が集中します。その結果、慢性的な自覚症状に肩こり・腰痛が多くなるのです。

癒着には神経が通っていません。ということは、癒着には自覚症状（＝アタマ脳との連絡）がないだけでなく、カラダ脳とも連絡していないことになります。そしてまた癒着は伸び縮みしませんので、目立つ動きもありません。ですから癒着を剥がそうと思ったら、まずは、自覚症状なく、ひっそりと動かないままの癒着を、探し出すことから始めます。そのために使うのが、次節で述べる「関節検査」と「全身の筋肉のはたらきをひとつのまとまりとみなす身体観」です。

ところでもうひとつ、私の想定する身体観には、「構造のゆがみ」と「動きのゆがみ」を分ける、というものがあります。自動車を例にすると、たとえば、まっすぐ走れない車があったとします。調べると、右前部が大きく凹んでいます。この凹みのせいで風の抵抗が左右で変わり、まっすぐ走れないのです。

この場合、右前部の凹みが「構造のゆがみ」です。まっすぐ走れないのが自覚症状。そしてこの車を見かけ上、まっすぐ走らせるためにする工夫、たとえばあえてジグザクに走るつもりでハンドルを操作するとか、車体に風除けをつけるとか、そういった独特の対処が「動きのゆがみ」に相当します。

構造のゆがみを正すと、独特の対処は要らなくなりますから、動きのゆがみは自動的に消失します。けれど動きのゆがみだけをいくら正しても、構造のゆがみは解消しません。自動車の例で言うと当たり前のようですが、人間の身体ではよく混同されます。

「肩がこる（＝自覚症状）のは姿勢が悪い（＝動きのゆがみ）せい」、「身体の使い方が悪い（＝動きのゆがみ）から、腰痛になる（＝自覚症状）」といった話です。私は、これらの状況は、たとえば「肘に癒着がある（＝構造のゆがみ）から、肩がこるし（＝自覚症状）、姿勢も悪くなる（＝動きのゆがみ）」、「首に癒着がある（＝構造のゆがみ）から、身体の使い方が悪くなるし（＝動きのゆがみ）、腰痛にもなる（＝自覚症状）」と理解します。そして動きのゆがみは修正せず、構造のゆがみを修理しようと考えます。ここでいう構造のゆがみは、いわゆる「骨盤のゆがみ」、「背骨のゆがみ」とも異なります。骨盤、背骨に限らず、骨は、筋肉に支えられることで位置が決まります。ですから自発的に骨の位置がゆがむことはありません。骨盤、背骨にゆがみがあるのは、すでに筋肉のバランスにゆがみがあるからです。そして、そのゆがみの原因を癒着に求めていくのが、私の考える整体技法です。

では、その筋肉のバランスをどう考えるか、というところに、もうひとつの身体観が出てきます。それが先ほど述べた「皮膚・筋肉はそれぞれ全体でひとつのまとまり」です。肩がこっているなら肩に、腰が痛いなら腰に施術するのではなく、「肩がこっている身体」の筋肉のまとまりに焦点を当てて、どこをどのように修理すれば、肩に集中している負担を軽減できるかを考えます。このとき、漠然と「ひとまとまり」と考えるのではなく、それなりのつながりを想定します。そのためのヒントに使うのが、中国医学の経絡《けいらく》です。

経絡は、全身をめぐる気の流れを表わす概念です。気のとらえ方については学者や施術者によっていろいろあるようですが、大まかに言うと「いのちを支えるエネルギーの流れ」です。気の主なはたらきには「血液・体液の流れを導く、先導する」があります。気の流れに導かれて血液・体液が循環する、ということは、便宜的には、気の流れと血液・体液の流れとをほぼ同じものとみなしてよいはずで、その意味で経絡の流れる姿はそのまま血液・体液の流れと理解できます。

ところで、血液・体液の流れには、筋肉の伸び縮みのはたらきが大きく影響します。ですからこれらを私の立場から解釈すると、気の流れの滞りは、血流の悪さを意味しており、血流の悪さは、その経絡的な流れに関係する筋肉のどこかに癒着があるか、あるいはその経絡的な流れの周囲に「どこか別のところにある癒着の負担を引き受けて縮みっぱなしになっている（＝こっている）筋肉」があることを予測させます。

経絡には、十二本の通り道があるとされます。単純に言うと、「頭と手」、「頭と足」をつなぐ通り道が、身体の前面、後面、側面にそれぞれ二本ずつ通っている、というものです。整体では、十二本の通り道が互いに密に連絡していること、身体は一体として密に連絡している、連係していることをしっかり了解しておきます。実際に身体の修理をしていると、右足の親ゆびの爪のまわりだけに施術をして右肩のこりを改善させる、といったことが起こります。

身体の連絡を了解していると特別驚くことではないですが、肩こりと言われて肩の筋肉だけに注目する仕方では、発想しにくいつながりかもしれません。

具体的な身体の連絡パターンについては、二つのありようを考えます。ひとつは、手と足の連絡です。先ほど、大きい筋肉は体幹部に集中すると書きましたが、なかでも大きな筋肉は、背骨と上肢をつなぐ肩の筋肉（菱形筋や肩甲挙筋など）と、背骨と下肢をつなぐ腰の筋肉（大腰筋や腰方形筋など）です。そしてこの肩の筋肉と腰の筋肉とは、互いに負担を分け合う傾向にあります。症状を例にすると、長年の肩こりがいよいよ限界を超えると、いつしか肩こりは感じなくなり、やがて腰痛が現われる、といった関係です。これは肩の筋肉に集中していた負担が、腰の筋肉に移ることで起こります。反対に、腰痛が、肩こりあるいは頭痛へと転換していく場合もあります。そしてまた、もっと短期間に生じる転換もあります。たとえば右足首を捻挫して、その日のうちにサッと腰痛が現われて、消えて、翌日からは肩こりがひどい、といった場合です。一、二日うちに、足先の負担が腰の筋肉、肩の筋肉へ転換しています。もちろん手のケガでも同様のことは起こります。

身体の連絡パターンのもうひとつは、右半身と左半身の連絡です。背骨を中心にして、右半身と左半身は常にバランスしています。右手で重いカバンを持っても、身体が右に倒れないのは、「右手＋カバン」の重さを、左半身が支えるからです。このとき、カバンがずいぶん重いものであれば上半身を左に傾けて、左半身全体で釣り合いを取ろうとしますが、そこそこの軽さであれば、姿勢は比較的まっすぐなまま、左手だけで釣り合いを取ります。ここにあるのは、右手のはたらきは左手が支える、左手のはたらきは右手が支える、という連絡です。これは足でも同様です。その結果、たとえば右手首にケガをしても、右肩がこるのではなく、左肩がこる、あるいは捻挫した右足首をかばって左股関節が痛くなる、ということが起こります。

施術の実際では、たとえば右肩こりのあるお客さんが来られた場合に、その原因となる癒着は、肩と腰の連絡で右下肢にあるか、右半身と左半身の連絡で左上肢にあるか、そのどちらかである可能性が高い――かもしれない、と想像します。状況が複雑な場合には、右肩こりの原因が左下肢にあることもありますが、そういった場合は複合的な要素が絡んでいて、原因―結果の関係を単純には特定できないことが多いです。自覚症状が左右どちらかでなく「両肩がこっている」とか「腰の真ん中が痛い」、「両足が痛い」のように、左右両半身にまたがる、あるいは正中線上にある場合は、原因になる癒着も正中線上にあることが多いです。同じ肩こりでも、左右どちらかだけのこりと、両肩に自覚のあるこりとでは内容が違います。肩こりに限らず、左右両方あるいは正中線上の症状については、症状が上半身にあるなら下半身に、症状が下半身にあるなら上半身に、癒着があるのではないかと予測しておくと、わりに外れません。

三　四診と関節検査と施術

四診は、中国医学の検査法です。望診、聞診、問診、切診の四つから成ります。簡単に言うと、望診は視診で、聞診は声音を聞く・においをかぐことで、問診は話を聞くこと、切診は触診です。中国医学では四診を通して診断を組み上げていきますが、私のしている整体では診断的な目安は立てません。施術ができそうかどうか、どの程度、状態は深刻かなどの印象を把握する手立てに使います。

具体的には、望診・聞診では、予約の電話をちょうだいしたときに話し方や声の調子を聞き、電話の声が元気そうとか、いつになくよく話される、あるいは言葉少なになっている、切羽詰った気配がある・ない、そのようなことを感覚します。そしてこの予約の電話の時点から、相手の状態が私に施術できそうかどうかを、判断するよう努力します。私の手に負えないと感じた場合は、電話の時点で施術をお断りしなければなりません。お客さんが実際に来店されたときには、初めての方であれば、全体的にどの程度、状態が深刻そうか、私の施術でどれくらい改善できそうか、などに注意を払います。来店が二回目以降の方であれば、顔色が明るいか暗いか、姿勢や歩き方にその人らしさが備わっているとこちらが感じるか、あるいはいつもと様子が違うと感じるかなどを、前回の印象と比較します。この時点で、「いつもよりずっとしんどそうだな」と感じたら、問診の最初で「今日はずいぶんしんどいのですか？」と訊けますし、元気そうなのに来られたようなら、「どんな感じでしょう？」とあっさり始められます。望診・聞診で得た情報が、問診の始め方を決めますので、ここまではひとつながりの検査です。

それに対して切診は、「検査」というよりはもう少し踏み込んだ、やや「施術」に近い検査と言えます。切診として私は脈診を使いますが、これはとても便利です。初めて会った見知らぬ施術者に身体を触らせるのは、わかった上で整体に来られているとはいえ、怖いものです。ですから、触られるのがまず手首、というのはお客さんにとって抵抗が少ない。そして施術する私にしても、身体の硬さ・柔らかさのわからない人を調べるのに、手首からというのは都合がいいのです。お客さんが施術台に仰向けに寝転んで、私がその横に立って脈を調べますから、私はお客さんの手首を軽く持ち上げることになります。このとき、動かされる手首・肘・肩の動きは、人によって全然違います。なめらかに肩・肘・手首が連動する人もいれば、コキッと肘だけ曲がる人、やけに手首が重い人（関節の動きが悪いから）、右手はなめらかに動くのに左手の動きは硬い人、……。腕の動き方に左右差があれば、左右どちらかに癒着があるのかなと考えたり、両手首が重いようなら首の緊張が強いのだろうかと考えたり、いろいろ連想ができます。

望診・聞診のときもそうですが、感覚した印象や連想は、一々が外れていても構わないと思います。どんどん感覚して連想して、場合によればその印象をお客さんに投げかけてみて、それが当たっていたり外れていたりするなかで、なにかしら、見えてくることをつかまえるのが大事です。私はいつも、施術後にも脈診をしています。まれに、脈の変化だけでなく、手首の動きやすさにも変化のできている場合があります。もうすでに何度も施術しているお客さんで、いつ調べても手首の硬かった人が、あるとき、うまくいった施術の後で見違えるほど柔らかくなったことがあります。「ああ、変わらないようでいて、変わったなあ」と嬉しかったのを覚えています。

脈診は、『身体のトラウマ』(『身体のトラウマ　ケガによる変形の痕を修正する方法』二〇〇九年、大阪公立大学出版会刊)を書いたときとは違い、解釈らしい解釈をしなくなりました。手順としては、お客さんの右手首を調べるには、こちらの右手で相手の右手首を支え、左手の第三指が橈骨茎状突起付近に当たるようにして、その左右に第二、第四指を置きます。位置取りが決まったら、私はあらためて指先で一カ所ずつ、橈骨動脈の拍動の様子を感覚します。このとき感覚するのは、わかりやすい言葉で言うと拍動の「強弱」です。これを、私の実感により近い表現で言うと、つぶ、つぶ、とこちらの指を押し上げてくる感覚が、充実した・積極的なものであるか、力のない・消極的なものであるか、いわゆる虚実を調べます。

押し上げが小さくても、充実した感じが得られたなら、その脈には力がある。反対に、押し上げは派手で大きくても、充実した手応えが感じられないなら、力の具合がどうもおかしい、なんだか頼りない脈だと判断します。左手首も同様にします。個々の脈はそのように調べて、それを、右手首三カ所、左手首三カ所の計六カ所で比較します。六カ所の間で極端な差のない、どれもほどほどに充実した脈状なら健康とみなし、力のない(押し上げのない、あるいは極端に押し上げの少ない）脈がいくつかあれば、それは記録します。来店されて最初に調べる脈診では、たいてい一、二カ所の脈に力がありません。押し上げが強すぎることは、比較的まれです。施術後に調べる脈診では、六カ所の脈の強弱の差がなくなっている、あるいは少なくとも差が小さくなっていることが必要です。その状態が確認できたら、その日の施術を終えます。なお、脈の強さには個人差があります。ガツン、ガツンならガツン、ガツンなりに、ぽつ、ぽつならぽつ、ぽつなりに、押し上げの感じがそろうことを目指します。

関節検査は、ちょっと独特な検査です。ＡＫ（アプライド・キネシオロジーの略）の筋力検査や大村恵昭さんのＯリングテストなどと同じ系列の検査で、簡単に言うと、無意識に動く筋肉のはたらきを利用した検査です。原理が科学的に証明されていないことで賛否両論あるようですが、私は施術に不可欠の検査として使います。なお、これから具体的な検査手順を紹介しますが、経験的に私は、いまから述べる関節検査と、その後に述べる施術の手技とは、ひとつながりの技術だと理解しています。「検査で見つけた癒着は、その場ですぐに剝がす」が私の鉄則です。ですから、コツさえつかめば関節検査を使いこなすことはそれほど難しくないのですが、施術の手技が伴わないまま、検査で癒着だけ見つけることはお勧めしません。その点、ご了解ください。

私が理解する範囲で関節検査の理屈めいたことを書きますと、次のようになります。

全身の関節は、意識的な努力を伴わない、無意識的な神経と筋肉のはたらきによって支えられています。しかし、身体に有害な刺激が加えられると、一時的に神経系が混乱し、筋肉が正常にははたらかなくなります。そしてこの混乱状態のさなかに、その有害刺激を打ち消す刺激を加えると、瞬時に混乱は収束し、正常な筋力が回復します。関節検査は、この、神経系の混乱と回復を利用して、負担の集中している場所と、剝がすべき癒着の場所とを検出していくものです。

神経系の混乱と筋力の低下は、全身のいたるところで生じます。ですから検査には任意の、使いやすい関節を使って構いません。私が好んで使うのは、股関節です。仰向けに寝転んだお客さんの左側に立ち、施術者の左手で、お客さんの左下腿付近を外側から内側に向けて、ごく軽い力でそっと押します。このときの感じは、皮膚を押して凹ますのではなく、下腿と左手の接触点を利用して股関節を動かすような意識です。これはちょうどショッピングカートを押すときの感じと同じです。接触はカートの握り棒にしますが、握り棒だけを押すわけではなく、カート全体を動かすように力を使います。

この要領で、左下腿を軽く押し、まずは動かないことを確認します。次に、お客さんの自覚症状の出ている部分、たとえばこっている右肩に、右手で軽く触れます。そうしてから、施術者は声に出さずに「ここが悪いですか?」と尋ねつつ、また左下腿を軽く押します。口の中で尋ねながら、右手で右肩に触れながら、左手で左下腿を押してみて、ごろっと左下肢が動くようであれば、それは股関節を支える筋肉が脱力した状態であり、「ここが悪いです」の反応です。動かなければ、「そこは悪くない」の反応ですから、右手の接触点を少し変えて、再度検査します。それでも動かなければ、また接触点を変えます。何度か検査してみて、それでも動かなければ、自覚症状が複数ある場合であれば、別の症状から検査を進めるとよいかもしれません。あるいは、自覚症状とは一見無関係なところへの接触で反応が得られる(=下腿が動く)場合も少なくありませんので、ともかく、「ここが悪い?」、「ここが悪い?」と口の中で尋ねながら、右手であちこちに接触し、接触しながら左手で左下肢を軽く押し、押している左下肢が動く部分を探していきます。

左下肢の動く接触点が見つかれば、今度はその「動く左下肢」を使って、次の検査に入ります。次の質問は、「それを改善するのはどこですか?」です。神経系の混乱が続くしばらくの間は、軽い力で押していても、下肢はグラグラ動きます。それがぴたっと止まるところを探して、右手であちこち接触します。見つかれば、そこが施術すべき癒着のあるところです。たいていの場合、私は、さらなる絞り込みをするために同様の手順で検査を数回くりかえします。そうして施術部位の特定にそれなりの確信が得られたら、実際にその部分の癒着を剝がしにかかります。以上が、関節検査の流れです。

施術については、現在の私は、道具に竹串を使っています。右手で竹串を持って、検出した癒着の、手応えのよい部分を点で押さえ、左手で、竹串で押さえた点と周囲の皮膚・筋肉との間にズレが起こるように意図しながら、皮膚・筋肉を動かします。この操作によってうまく癒着が剝がせると、もちっとした固まりのような手ざわりがほどけ、柔軟な、動きのよい、なめらかな手ざわりに変わります。それが確認できたら、手根あるいは手掌部のような広い面で施術点の周囲を大きくほぐし、血流を促します。このとき、癒着周囲のこりが一気にほどけますので、ごく短時間で消える筋肉痛のような痛みが、お客さんに生じることが多いです。これは細胞から血液中に流れ込む老廃物によるものだろうと私は理解しています。ここまでが一カ所の癒着に対して行う施術です。

私の場合、基本的な施術時間は一時間です。これは来店から退店までの時間ですから、実際に施術に使っている時間は三十~四十分ほどです。その施術時間をなるべくめいっぱい使って、できるだけたくさんの癒着を剝がしていきます。

私の経験では、一回あたりの作業の流れには、いくつかのパターンがあるようです。いちばん多いのは、準備的な作業があって、主題となる作業があって、終結的な作業がある、という形です。準備作業で行う施術は、それほど深刻でない癒着の癒着剝がしです。私たちの皮膚・筋肉は、胎内にいるときから現在に至るまで、さまざまなケガをしています。ですから癒着はそこら中にたくさんあります。なかには深刻でない、軽い、些細な癒着もあります。準備作業の段階ではまずそういった癒着が見つかります。主症状とは無関係な癒着を、さささっと簡単に剝がす、たいていはそれだけの作業です。

続いて、主題となる癒着が見つかります。これは主症状につながる深刻な癒着です。ケガの状況によって、局所への施術が集中的に（たとえば顎関節の周囲。手首。一本の指など）、あるいは複数の場所にまたがって連鎖的・循環的に（たとえば右頬と右肩と右肘。背中と膝と足首など）展開します。複数の癒着の複雑な組合わせを適切な順序で、繊細な作業で、ほどいていくことが要求されますので、施術時間の大半がここに充てられます。

終結作業の開始は、時計を見ながら決めます。

癒着剝がしは、身体の修理とは言いながら、同時に、その時点でゆがんだなりに保たれている、身体のバランスを崩す作業でもあります。ですから、崩したなりに全体の調子を整えておかないと、新しいバランスになじむための苦労を、お客さんの身体にさせることになります。具体的には、身体のだるさや新たな痛み、全身のちぐはぐした感じが、数日にわたって続く、といったしんどさです。終結作業がうまくいった場合でも、施術後一、二日は「だるい」、「眠たい」と言われるお客さんはよくいらっしゃいますから、そのしんどさが三日も四日も、あるいは場合によっては次回来店されるまで続くようでは困ります。そこで終結作業が必要になるわけですが、これは症状への施術とはまったく無関係な作業です。具体的な言葉で表現するのは難しいですが、施術によって生じた新しいバランスの、極端な偏りを均すイメージです。終結作業にかかる時間は毎回、状況によって異なります。主題の作業をしながら、症状の部位と癒着剥がしをした部位とを照らし合わせたり、全身の様子に注意を払ったりして、終結作業にどれくらいの時間がかかりそうかを予測するしかありません。

四　施術のタイミングと適応範囲

施術を開始するタイミングは、大きく分けて二つあります。ひとつは、ケガをした直後です。これを仮に急性期の施術と呼びます。急性期の施術では、炎症による腫れを小さくすることと痛みを軽くすること、そして治りを早くすることが目標になります。

身体に傷ができると、二つのはたらきが生じます。はたらきのひとつは、患部に大量の血液が流れこむことです。血液は、壊れた細胞を撤去したり周囲を補修するための材料を運搬するために集まります。そしてはたらきのもうひとつは、患部からの血液・体液の漏れを防ぐために、筋肉が収縮することです。一方で血液を集め、一方で血液の流れをとめると、結果的に血流は悪くなり、集まった血液が散れないことになります。これが炎症による腫れです。急性期の施術ではその状態を整理して、血液の流れを円滑にするようはたらきかけていきます。主に患部周辺の筋肉の緊張を、関節検査で選びながら慎重にゆるめていきます。

施術がうまくいくと、腫れは見る見るうちに引いていくことが多いです。患部の痛みの改善は、やや遅れて起こります。アイシングなどは要りません。なお、このときの施術では骨折やひび、脱臼の整復、手当てされていない出血性の傷などに注意を要します。これらのケガはもともと整体で扱えないものですが、とくに軽いひびや子どもの脱臼など、ちょっと見ただけでは判断が難しい場合も少なくありません。ですから、判断に迷うときには、施術を断わって、先に病院で検査を受けてもらうほうが安全です。

施術を開始するタイミングのもうひとつは、なんらかの自覚症状が現われたときです。これを慢性期の施術と呼びます。これまでの一～三節で述べてきたことは、慢性期の施術をもとに書いています。ケガをした直後は、患部に痛みが出ています。その痛みがやがて治まると「ケガは治った」ことになりますが、影響は身体に残っています。患部(に残った癒着)を全身でかばい続けるからです。この場合、生まれてからいまに至るまで、ひとつきりしかケガをしていない人というのは少ないでしょうから、大抵は、複数のケガによる癒着を限られた筋肉で持ち回り的にかばいあって、負担を分け合っています。これは整体の立場からすると、事態が複雑になっている状態です。ですから施術では、目立つ癒着から順番に剥がしていきながら、癒着とかばいの関係の複雑さを整理します。

慢性期の適応症状としては、皮膚・筋肉の過労や、血流の悪さによる症状が中心になります。具体的に言うと、こりやだるさ、筋肉・皮膚の痛みです。追突事故や転落事故によるムチウチは、私の施術と、かなり相性が良いようです。高い頻度で改善を確認しています。めまいや睡眠の不調などにも筋肉のこりが関係することがあって、その場合は改善します。骨の変形などによる痛みについては、一概に言えません。皮膚・筋肉の癒着を剥がすことで、筋肉のバランスが変わり、それによって骨の状態が変化することはありえます。ですがそれで痛みが変化・改善するかどうか、的確に予測することは難しいです。

花粉症やリウマチのようなアレルギー・免疫系の症状については、軽くなる場合と変わらない場合があるようです。身体的な傷を伴うＰＴＳＤでは、身体の修理が補助の役目を果たしえます。以前、私は、神田橋先生のされる心理的・薬物的治療と並行して、ある方の施術に当たったことがありますが、その方のＰＴＳＤは劇的かつ急速に改善されました。整体単独の施術では、そこまでの改善は期待できなかったように思います。子どもの発達の凸凹については、整体でどれほどのことができるか、よくわかっていません。穏やかになる、落ちつきが出るなどの部分でいくらか影響はあるようですが、当人の成長による変化もあるでしょうし、「これが整体の効果です」と言えるほど明確な効果はまだつかめていません。

さまざまな病気が、それ以外にも、なんらかの形で、血流の低下と関係して発症するのだろうと私は想像しています。ですが、明確な「病気」として形になってしまったものは、形になる以前の、「病気がない」状態にまで改善するのは難しい、あるいは不可能と実感しています。明確な「病気」になる前の、なんらかの自覚症状に収まっている時点で施術を開始して、ひととおりの癒着を剝がし終えたところで整体は一応の卒業とする。そしてまた生活するなかで自覚症状が出てきたら、その時点で施術を再開する、というのが私の考える理想的な施術のタイミングです。

ひととおりの癒着を剝がし終え、自覚症状がまったくなくなった時点で、「それでもまだ予防的に施術を受けたほうがいいか」、「整体に通いつづけるべきか」と訊かれることがありますが、これは不要だと思っています。深刻な癒着の修理さえ済めば、身体は本来は、外部からの恒久的な支えがなくても、自力でなんとかうまくやっていくものだ、というのが私の身体観の一つでもあるからです。

あとがき

二十代の頃から慢性の腰痛がありました。生活習慣や体調や気候の変動につれて苦痛の度合いは増減するものの、腰痛は付きまといました。中年期になると、痛みに下肢のしびれ感が加わり耐えきれなくなりました。すぐれたカイロプラクターに出会い、三年ほどで腰痛は治癒しましたが、全身の筋肉や関節に関する症状は出没していました。操体法、気功、太極拳、冷え取り健康法などを試みそれなりの効果と改善はあるので、日々の診療に取り入れました。だけど不満足感が付きまとっていました。

幼いときから消えることのない、「この知識の・知恵の・技の・源流が知りたい」という癖のせいです。白柳さんと出会って、互いの同じ癖が響き合いました。源流に関心が向くせいで、そこから流れ出て作られた結果としての知識体系やマニュアルを覚えたりそれに従って行動したりするのが「面倒くさい」のです。創始者やその人の辿った道を知りさえすれば、現場でのびのびと「毎回、源流から動き出せる」はずだからです。そのとき自分の「いのち」が発想と工夫の活動へ解き放たれて「自由」である「生きている実感」があるのです。「いのちの健康」に役立とうとする「いのち」には、自身の「生きている実感」が役立つはずです。

長年治療者の役をしてきて、また色々と病気をしたり悩んだりの体験から、病むのは「いのち」すなわち「不二の心身」であると信じるようになりました。そして治療は方法の見かけ次第で「身体からこころへ」の色合いのものから「こころから身体へ」の色合いの濃いものまでグラデーションがあるものの、本質としては「心身不二」であると信じるようになりました。この対談の源流です。

対談を文字にしますと、二人の間の違いが強調されるようです。だけど治療の現場では二人の共通点・共有部分が際立ちます。文字と現場との違いは恐るべきものです。現場での学びの大切さはそこにあります。それも、見学者ではなく、治療者役・被治療者役の両方を当事者として体験する形で、治療場の構成要素となり、参加者かつ観察者として体験することは他に代えられない学びであると、改めて思うことです。

「身体から心」は進化の流れです。「心から身体」は退行すなわち治癒の流れです。愛用の『新明解国語辞典』（三省堂）を開くと、「から」は、「①動作・作用の起点・出発点や、それがもたらされるそもその原点を表わす。②物事の順序・範囲を示す場合の始まりを表わす。③経由点を表わす。④原因・理由・根拠を表わす。⑤材料・構成要素を表わす。⑥予測・予想される基準に達するほどであることを表わす」とあります。

治療現場の実体にはそのすべてがあります。

また「対話」には「出会い・エンカウンター」の意味を含めています。お読みくださった方々の内側にエンカウンター体験が生じ「理解から治療現場へ」の流れが始まると良いがなあとの祈りを込めています。

二〇一七年六月

神田橋　條治

著者略歴

神田橋條治（Kandabashi Joji）

1937 年、鹿児島県加治木町に生まれる。

1961 年、九州大学医学部卒業。

1962 ～ 1984 年、九州大学医学部精神神経科、精神分析療法専攻。

1971 ～ 1972 年、英国モーズレー病院並びにタビストッククリニック留学。

1984 年より、伊敷病院（鹿児島市）。

［主な著書］

『精神科診断面接のコツ』、『精神療法面接のコツ』、『改訂 精神科養生のコツ』、『発想の航跡』、『発想の航跡２』、『「現場からの治療論」という物語』（いずれも岩崎学術出版社）。『治療のこころ』、『精神療法の初心者への手引き』、『臨床能力を育てる』（いずれも花クリニック神田橋研究会）。『「本」を遊ぶ　神田橋條治書評集』、『不確かさの中を』〈共著〉『神田橋條治精神科講義』、『神田橋條治医学部講義』、『治療のための精神分析ノート』（いずれも創元社）。『対談 精神科における養生と薬物』〈共著〉（メディカルレビュー社）。『技を育む　精神医学の知と技』（中山書店）。『発達障害は治りますか』（花風社）。『ともにある　神田橋條治　由布院緩和ケアの集い』シリーズⅠ～Ⅴ（共著、木星舎）他、著書・共著多数。

白柳　直子（Shiroyanagi Naoko）

1976 年、大阪府生まれ。2003 年、日本カイロプラクティックドクター専門学院大阪校を卒業。2004 年、マーク・ブライアン D.C. の下でアプライド・キネシオロジーのセミナーを修了。現在は、大阪府堺市ののぞみ整体院で、整体に従事している（電話は 072-250-5570。完全予約制。ホームページは http://nozomi-seitai-in.moo.jp）。

〔著　書〕

『身体のトラウマ　ケガによる変形の痕を修正する方法』、『身体の話』（ともに大阪公立大学共同出版会）

精神科医と整体師の技術対話

いのちはモビール

心から　身体から

2017年8月1日　第1刷発行

著　者　神田橋條治　白柳　直子

発行者　古野たづ子
発行所　図書出版木星舎
〒814-0002　福岡市早良区西新7丁目1-58-207
tel　092-833-7140　fax　092-833-7141
http://www.mokuseisya.com/

印刷・製本　シナノ書籍印刷株式会社

ISBN978-4-901483-96-4

木星舎の本

神田橋スーパービジョンの金字塔「ともにある」シリーズ

ともにある〈Ⅰ〉

神田橋條治　由布院・緩和ケアの集い

三木　浩司／西巻　美幸／栗原　幸江／井上　実穂

並製小口折／ A5 判／定価 1,800 円＋税

人生の終わりの時間を生きる人とともにあり、最後まで「その人らしさ」を支えつづける臨床心理士。彼らの物語に耳を傾け、読み解き、そこに新たな気づきと発見をもたらし、再び構築する。春浅き九州山地の山あい、由布院の小さな宿で毎年開かれる神田橋條治のスーパービジョンの記録。緩和ケアシリーズ第一弾。

ともにある〈Ⅱ〉

神田橋條治　由布院・緩和ケアの集い

加藤真樹子／柄澤　祐可／宮崎美知恵／矢永由里子

並製小口折／ A5 判／定価 1,500 円＋税

末期がん、小児がん、エイズ―悲しみ、不安、後悔、生への渇望、深いあきらめ、そして希望……。死をみつめ、苦しい葛藤のなかでさまざまな表情をみせるクライアント。彼らとともにあった時間を振り返り、そこに一点の納得を求める心理士。時と場所を超えて両者とともにあり、心理療法の手がかりやその場で使う技を示唆し、終止符を打てない苦悩のなかに生きる人の尊厳を見いだす。

ともにある〈Ⅲ〉

神田橋條治　由布院・緩和ケアの集い

二ノ坂保喜／加藤真樹子／栗原　幸江／伊藤　恵子

並製小口折／ A5 判／定価 1,800 円＋税

人は、ゴールの先に何を見いだすのか。「希望」とは何か。子どもたちに生きた証を残す人、家族のために最期まで闘う人、医療者として自分の本分を全うする人――。病態が激しく変化するなかで、彼らが次に向かう事態を予測しながらも、静かに寄り添う心理士。神田橋もまた、語り手の向こうにある死にゆく人を目視するかのように読み解き、ともにありつづける。

ともにある〈Ⅳ〉

神田橋條治　由布院・緩和ケアの集い

富田　伸／三木　浩司／服巻　豊／上原　久美子

並製小口折／ A5 判／定価 1,800 円＋税

アスペルガー症候群、双極性障碍、境界性人格障碍……、診断名では括り得ない、生きづらさの中で生きる人たち。彼らとその家族が、今少し、生きやすくなる道を模索する心理士、精神科医。医学的見解とともに「何か空想の中ででも開けるようにしてやりたいな」と日常にとけ込む技法や工夫を提案する神田橋。緩和ケアと心理臨床、精神医学をつなぐ４つのセッション。

木星舎の本

ともにある〈V〉

神田橋條治　由布院・緩和ケアの集い

栗原　幸江／井上　実穂／柄澤　祐可／加藤真樹子

並製小口折／ A5 判／定価 1,800 円＋税

限られた時間を生きる人たちの傍にあって、語られた言葉、語られない言葉に耳を傾け、そこに寄り添う臨床心理士。あれでよかったのか……。
ベテランの心理士とのスーパービジョンは、神田橋自らもクリエイトしながら、惜しみなく知恵と治療の技を伝える場となる。

元家裁調査官からのことづて

悩みを生きる幸せ

少年非行、離婚、家族の病いを手がかりにして

山﨑　一馬

並製／ A5 判／定価 1,800 円＋税

悪いことをするために生まれてくる人は誰もいないと思うよ。……君もそうだよネ。

それぞれの極限状態にあるクライアントに添う活動、しかも法の枠の中での仕事は葛藤の連続である。状況の葛藤、それから目を逸らさないことでの自身の葛藤、それらを乗り越えるための工夫、そのいずれも「LIFE」に関わるすべての人に示唆を与える。（神田橋條治）

在宅医が看取りを通して語る

逝くひとに学ぶ

二ノ坂　保喜／後藤　勝彌

並製／ A5 判／定価 1,600 円＋税

私たちがいつか行く道を、少しさきに歩いて行ったひと。彼らの苦悩、絶望、悲しみ、怒り…そして慰め、勇気と希望。在宅ホスピスの現場には、これらを凝縮した時間が流れている。本書は、二人の在宅医が、これまで見送った人の闘病生活を振り返り、病が進行していった過程を辿り、彼らの最後の願いに想いを馳せ、語り合ったかけがえのない「いのちの教科書」である。

今一度、ホスピスの意味を問う 2

こだますいのち

末永　和之

並製／ A5 判／定価 1,600 円＋税

本書は、山口日赤病院の緩和ケアを立ち上げ、緩和ケア医として勤務したのち、現在、山口市内で在宅医として忙しい日々を送る著者が、懸命に生き抜いて逝った人たちのベッドサイドに寄り添ってきた中で、遺された「いのちの言葉」を丁寧に拾い集めたもの。こぼれたいのちがこだますなかに、いのちの輝き、尊さをみつめ、「今、生きる」を考える。